野崎真奈美
順天堂大学医療看護学部・教授
田中美穂
東邦大学健康科学部看護学科・准教授
蜂ヶ崎令子
東邦大学健康科学部看護学科・講師

KAN-TAN看護の 漢字読み

JN277502

医学書院

KAN-TAN ってなに？

看護の単語に出てくる漢字を、わかりやすく簡単に伝えたい！　そんな思いから始まったプロジェクトチームが、私たちチーム KAN-TANです。
この『KAN-TAN看護の～』シリーズでは、漢字の学習にとどまらず、看護で必要となるさまざまな基礎学力の向上を応援します！

KAN-TAN 看護の 漢字読み
発　行　2009年 4月 1日　第1版第1刷©
　　　　2017年 12月 15日　第1版第8刷
著　者　野崎真奈美《のざきまなみ》・田中美穂《たなかみほ》・蜂ヶ崎令子《はちがさきれいこ》
発行者　株式会社　医学書院
　　　　代表取締役　金原　優
　　　　〒113-8719　東京都文京区本郷 1-28-23
　　　　電話　03-3817-5600（社内案内）
印刷・製本　アイワード

ISBN978-4-260-00774-0

まえがき

「漢字を見たらわかったのに、耳で聞いたときにはわからなかった」「この熟語はなんて読むんだろう…」「大事な発表で読み方を間違えて、笑われてしまった！」

それもそのはずです。医療界で使われることばには、学校で習わなかった漢字、日常生活ではあまり使わない漢字、専門用語として特有の読み方をする漢字がたくさんあります。だから、看護を学ぶみなさんが、漢字に苦手意識をもつのも無理のないことでしょう。

漢字は、一字一字の意味を理解すれば、単語が示す概念を瞬時に理解できるスグレモノです。「お粥みたいなドロドロした感じ？」を、「粥状」の２文字でズバッとスマートに説明できるのです。こんなに簡単便利で奥深い、看護に関する漢字の単語を使いこなせてもらえたら…それが私たちチーム KAN-TAN の願いです。

チーム KAN-TAN こと
野崎真奈美・田中美穂・蜂ヶ崎令子

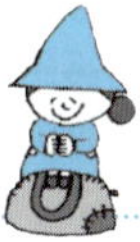

「すぐに役立つ！」をめざして、漢字はすべて基礎看護学の教科書から選んでいます。単元ごとにまとめているので、学校の授業と連動して学習できますし、使う場面がわかれば、関連する単元から探し出すこともできます。
また、五十音順に加えて、難読漢字をパーツで調べる本書オリジナルの「ゆる部首」索引など、画数の数え方がいまひとつわからず、辞書が苦手な人のための工夫もしています。

目次

I 看護の基盤に関する用語

II 基礎的な看護技術の用語

column

凡例

難 ▸読みが難しい漢字や複雑な漢字を含む語
難 ▸漢字はさほど難しくないが読みにくい語

意 ▸用語の意味
反 ▸反対の意味をもつ語
類 ▸似たような意味をもつ語
比 ▸同じ音で字や意味が異なる語など、比較して学びたい語
関 ▸字形や意味、使われる場面などで関連のある語
例 ▸熟語や文として実際に使われる例
参 ▸参考までに知っておきたい情報

ブックデザイン◉遠藤 陽一 ＋ 河野 亜美（デザインワークショップジン）
イラストレーション◉matsu（マツモト ナオコ）

I

看護の基盤に関する用語

1

看護とは

まず最初に、看護学概論の授業で使われる言葉など、看護学を学ぶために必要とされるもっとも基本的な用語をまとめました。

力試しに、下の文を読んでみましょう。青字の用語はこの項目で扱っています。全部読めるかな？

- 患者の話を傾聴し、対象理解の手がかりとする。
- 看護師は長らく医師に従属してきたという歴史的な背景がある。
- 看護を実施するには、まず多角的に情報を収集する必要がある。

		✓	✓		
	安易	□	□	アンイ	関 容易
	威圧感	□	□	イアツカン	
難▸	依拠	□	□	イキョ	
	医原性	□	□	イゲンセイ	
	維持	□	□	イジ	関 保持、把持
	委譲	□	□	イジョウ	
	癒す	□	□	イヤス	
	違和感	□	□	イワカン	
	温情	□	□	オンジョウ	
	介護	□	□	カイゴ	
	概念	□	□	ガイネン	
	概要	□	□	ガイヨウ	
	革新的	□	□	カクシンテキ	
	獲得	□	□	カクトク	
難▸	割愛	□	□	カツアイ	
	渇望	□	□	カツボウ	
	稼働	□	□	カドウ	比 可動
	喚起	□	□	カンキ	比 換気
	看病	□	□	カンビョウ	
	簡約	□	□	カンヤク	
難▸	危惧	□	□	キグ	
難▸	技巧	□	□	ギコウ	
	基軸	□	□	キジク	
	機序	□	□	キジョ	
難▸	既存	□	□	キゾン	
	気遣い	□	□	キヅカイ	

ちょっと ヒトコト 「今回の発表では詳細をワリアイします」…割合するって何？
【割愛】本当は惜しいけど、思い切って手放す、省略すること。

	✓	✓			
寄与	□	□	キヨ		
脅威	□	□	キョウイ	意 おびやかすこと	
驚異	□	□	キョウイ	意 おどろくこと	
狭義	□	□	キョウギ		
協働	□	□	キョウドウ		
虚偽	□	□	キョギ		
吟味	□	□	ギンミ		◀難
駆使	□	□	クシ		
経緯	□	□	ケイイ		
契機	□	□	ケイキ		
掲載	□	□	ケイサイ		
警鐘	□	□	ケイショウ		◀難
傾聴	□	□	ケイチョウ		
啓蒙	□	□	ケイモウ		
血縁	□	□	ケツエン		
懸念	□	□	ケネン		
見解	□	□	ケンカイ		
権限委譲	□	□	ケンゲンイジョウ		
賢明	□	□	ケンメイ		
合意	□	□	ゴウイ		
貢献	□	□	コウケン		
功罪	□	□	コウザイ		
交錯	□	□	コウサク	比 交差《コウサ》	
高次元	□	□	コウジゲン		
後進	□	□	コウシン		
高騰	□	□	コウトウ		

ちょっとヒトコト 「はい、与薬間違いは看護場面におけるケイカネ事象です」
…先生は、あなたに読み間違いの警鐘を鳴らしたい…。

		✓	✓		
難▶	枯渇	□	□	コカツ	
	雇用	□	□	コヨウ	
難▶	困窮	□	□	コンキュウ	
	裁量	□	□	サイリョウ	
難▶	参画	□	□	サンカク	
難▶	暫定的	□	□	ザンテイテキ	
	試行錯誤	□	□	シコウサクゴ	
	指針	□	□	シシン	
	実践	□	□	ジッセン	
	従属	□	□	ジュウゾク	反 独立
	手腕	□	□	シュワン	
	傷害	□	□	ショウガイ	
	生涯	□	□	ショウガイ	
	承認	□	□	ショウニン	
	食糧	□	□	ショクリョウ	
難▶	真摯	□	□	シンシ	
	信条	□	□	シンジョウ	
難▶	迅速	□	□	ジンソク	
難▶	進捗(状況)	□	□	シンチョク(ジョウキョウ)	
難▶	遂行	□	□	スイコウ	関 完遂
	整合性	□	□	セイゴウセイ	
	生息	□	□	セイソク	
	生態系	□	□	セイタイケイ	
	施策	□	□	セサク・シサク	
	是認	□	□	ゼニン	
	相互(作用)	□	□	ソウゴ(サヨウ)	

ちょっとヒトコト 遂行を「ツイコウ」と読んでしまうのは、「遂ツイに完成した」などの言い回しのせいかもしれません。つい間違えちゃいますよね。

	✓ ✓		
創世記	□ □	ソウセイキ	
存続	□ □	ソンゾク	
他害	□ □	タガイ	
多角的	□ □	タカクテキ	
体裁	□ □	テイサイ	◀難
適宜	□ □	テキギ	
洞察	□ □	ドウサツ	
生業	□ □	ナリワイ・セイギョウ	◀難
発病	□ □	ハツビョウ	
煩雑	□ □	ハンザツ	◀難
繁殖	□ □	ハンショク	
範疇	□ □	ハンチュウ	◀難
必須	□ □	ヒッス	
逼迫	□ □	ヒッパク	◀難
疲弊	□ □	ヒヘイ	◀難
表裏一体	□ □	ヒョウリイッタイ	
普及	□ □	フキュウ	
普遍的	□ □	フヘンテキ	
弊害	□ □	ヘイガイ	◀難
変遷	□ □	ヘンセン	
偏重	□ □	ヘンチョウ	
包含	□ □	ホウガン	
撲滅	□ □	ボクメツ	
邁進	□ □	マイシン	◀難
無病息災	□ □	ムビョウソクサイ　関 一病息災	
網羅	□ □	モウラ	

ちょっとヒトコト 「父は魚屋をセイギョウとしている」…魚屋だけに鮮魚のこと? 生業とは、生きていくための仕事をいいます。

		✓	✓		
	容易	□	□	ヨウイ	関 安易
	養育	□	□	ヨウイク	
難▶	養生	□	□	ヨウジョウ	
	余暇	□	□	ヨカ	
	余地	□	□	ヨチ	
難▶	濫用	□	□	ランヨウ	
	理念	□	□	リネン	
	療養	□	□	リョウヨウ	
	臨床	□	□	リンショウ	
	連携	□	□	レンケイ	

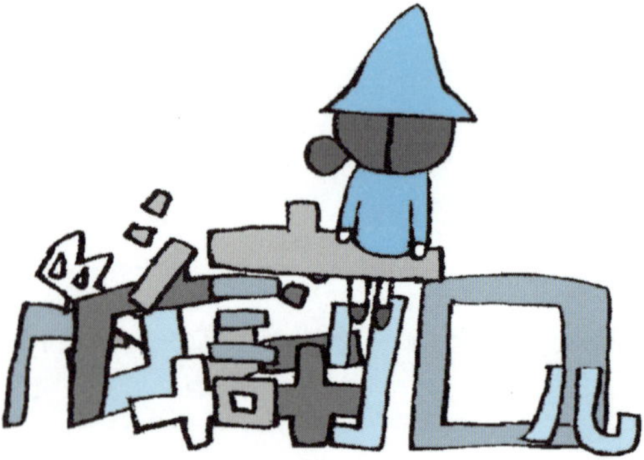

ちょっとヒトコト　養生は生命を養うこと、健康の増進をはかること。養成は養い育てて成長させることをいいます。ニュアンスの違いに注意。

I

看護の基盤に関する用語

2

看護の対象

ここでは、ケアの対象に関する用語や、対象を理解する際に使われる用語をまとめています。

さまざまな制度や社会問題が関わってくるので、新聞やテレビのニュースでおなじみの用語も、少なくありません。

- 日本は世界に類を見ないスピードで少子高齢化した国といわれる。
- 多くの末期がん患者が代替医療に期待を寄せている。
- 団塊世代が定年をむかえ、今後の高齢者を対象とした医療に大きな影響を及ぼすだろう。

		✓	✓		
	一病息災	□	□	イチビョウソクサイ	関 無病息災
難 ▶	慰問	□	□	イモン	
	延命	□	□	エンメイ	
難 ▶	概況(報告)	□	□	ガイキョウ(ホウコク)	
	解雇	□	□	カイコ	
難 ▶	皆保険	□	□	カイホケン	例 国民皆保険
	過酷	□	□	カコク	
	加齢	□	□	カレイ	
	過労	□	□	カロウ	
難 ▶	危篤	□	□	キトク	
難 ▶	虐待	□	□	ギャクタイ	
	灸	□	□	キュウ	例 鍼灸師シンキュウシ
	共生	□	□	キョウセイ	
	虚弱	□	□	キョジャク	
難 ▶	居宅	□	□	キョタク	
	近親者	□	□	キンシンシャ	
	啓発	□	□	ケイハツ	
	更年期	□	□	コウネンキ	
	呼称	□	□	コショウ	
難 ▶	最期	□	□	サイゴ	比 最後
	思春期	□	□	シシュンキ	
	自尊心	□	□	ジソンシン	
	死別	□	□	シベツ	
	就業	□	□	シュウギョウ	
	羞恥心	□	□	シュウチシン	
	終末期	□	□	シュウマツキ	

ちょっと ヒトコト 無病息災は全く病気がなく健康であること。最近は1つ病気があったほうが、逆に健康に気を遣い長生きできる「一病息災」がよいそうです。

	✓	✓			
受胎	☐	☐	ジュタイ		
受療(行動)	☐	☐	ジュリョウ(コウドウ)		
少子高齢化	☐	☐	ショウシコウレイカ		
情動	☐	☐	ジョウドウ		
傷病(者)	☐	☐	ショウビョウ(シャ)		
心的外傷	☐	☐	シンテキガイショウ		
尋問	☐	☐	ジンモン		◀難
推移	☐	☐	スイイ		
推進	☐	☐	スイシン		
生育歴	☐	☐	セイイクレキ		
性同一性障害	☐	☐	セイドウイツセイショウガイ		
世帯	☐	☐	セタイ	関 所帯	
施療所	☐	☐	セリョウジョ		
先入観	☐	☐	センニュウカン		
増床	☐	☐	ゾウショウ		
措置	☐	☐	ソチ		◀難
胎児	☐	☐	タイジ		
代替(医療)	☐	☐	ダイタイ(イリョウ)		◀難
卓越	☐	☐	タクエツ		
団塊世代	☐	☐	ダンカイセダイ		◀難
痴呆	☐	☐	チホウ		
通所(施設)	☐	☐	ツウショ(シセツ)		
溺死	☐	☐	デキシ		◀難
溺水	☐	☐	デキスイ		◀難
妊産婦	☐	☐	ニンサンプ		
配偶者	☐	☐	ハイグウシャ		

ちょっとヒトコト 代替はダイガエと重箱読み（上の字を音読み・下の字を訓読み）することもありますが、医療用語ではダイタイと両方を音読みします。

		✓	✓		
難▶	鍼	□	□	ハリ	例 鍼灸師《シンキュウシ》
	被災者	□	□	ヒサイシャ	
難▶	病床	□	□	ビョウショウ	
	貧困	□	□	ヒンコン	
難▶	扶助	□	□	フジョ	
	不登校	□	□	フトウコウ	
	不妊	□	□	フニン	
難▶	不慮(の事故)	□	□	フリョ(ノジコ)	
	偏見	□	□	ヘンケン	
	末期	□	□	マッキ・マツゴ	例 末期《マツゴ》の水
	看取り	□	□	ミトリ	
	妄想	□	□	モウソウ	
	模索	□	□	モサク	
難▶	門戸	□	□	モンコ	
	有訴者	□	□	ユウソシャ	
	余命	□	□	ヨメイ	
難▶	臨終	□	□	リンジュウ	
	霊安室	□	□	レイアンシツ	
	老衰	□	□	ロウスイ	

ちょっとヒトコト 「多くの人にモントを広げていくことが大切です」—この間違いはよく耳にします。要注意！　ちなみに門戸モンコは音読み＋音読み。

I

看護の基盤に関する用語

3

看護の提供者

看護師の勤務形態や雇用に関する用語をまとめています。看護師は、その名の通り「看護を提供する」プロフェッショナル。

そんなお仕事に関する基本用語。しっかり身につけておきたいものです。

- 看護師には経験により熟練した技術が求められる。
- 看護師は、包括的指示の範囲内で診療補助行為を行なうことができる。
- 看護師の離職の理由には、結婚、出産、進学などが挙げられる。

乙種	□□	オツシュ	関 甲種
改称	□□	カイショウ	
均衡	□□	キンコウ	
甲種	□□	コウシュ	関 乙種
交替制勤務	□□	コウタイセイキンム	参 交代も可
視能(訓練)	□□	シノウ(クンレン)	
難 ▸ 諮問(機関)	□□	シモン(キカン)	
従事	□□	ジュウジ	
就労	□□	シュウロウ	
熟練	□□	ジュクレン	
処遇	□□	ショグウ	
難 ▸ 嘱託	□□	ショクタク	
是正	□□	ゼセイ	
相乗効果	□□	ソウジョウコウカ	
懲戒	□□	チョウカイ	
難 ▸ 匿名	□□	トクメイ	
抜本的	□□	バッポンテキ	
難 ▸ 批准	□□	ヒジュン	
不祥事	□□	フショウジ	
包括的	□□	ホウカツテキ	
報酬	□□	ホウシュウ	
夜勤	□□	ヤキン	
有床診療所	□□	ユウショウシンリョウジョ	
余儀	□□	ヨギ	
離職	□□	リショク	
零細	□□	レイサイ	例 零細規模病院

ちょっとヒトコト 交替制勤務、交代制勤務どちらも正解。勤務時間帯によって、日勤ニッキン、夜勤ヤキン、早番ハヤバン、遅番オソバンなどといいます。

I

看護の基盤に関する用語

4

広がる活動領域

ここでは、地域や国際社会など、看護の活動領域の拡大に伴って使用されている用語をまとめています。今や看護は病院の中だけにとどまりません。

社会情勢や文化に関する言葉もバッチリ読めるようにしておきましょう！

- 現在も地域によっては割礼の風習が残っている。
- 産業保健において、塵埃による健康被害は大きな問題である。
- 被災地の復興支援において、精神面のフォローは不可欠である。

	✓	✓	
疫学	□	□	エキガク
過疎(地)	□	□	カソ(チ)
難 ▶ 割礼	□	□	カツレイ
難 ▶ 蚊帳	□	□	カヤ
管轄	□	□	カンカツ
救命	□	□	キュウメイ
洪水	□	□	コウズイ
国勢調査	□	□	コクセイチョウサ
難 ▶ 互助	□	□	ゴジョ
再興	□	□	サイコウ
難 ▶ 逆子	□	□	サカゴ
産褥熱	□	□	サンジョクネツ
産婆	□	□	サンバ
難 ▶ 子癇	□	□	シカン
識字率	□	□	シキジリツ
指標	□	□	シヒョウ
周産期(医療)	□	□	シュウサンキ(イリョウ)
授産(施設)	□	□	ジュサン(シセツ)
寿命	□	□	ジュミョウ
難 ▶ 掌握	□	□	ショウアク
難 ▶ 招聘	□	□	ショウヘイ
褥婦	□	□	ジョクフ
難 ▶ 塵埃	□	□	ジンアイ
難 ▶ 塵芥	□	□	ジンカイ
人道(支援)	□	□	ジンドウ(シエン)
心肺(蘇生)	□	□	シンパイ(ソセイ)

ちょっとヒトコト　蚊帳はカチョウとも読みますがカヤが一般的。網戸が普及するまではよく使われました。マラリアが深刻な地域に輸出もされています。

	✓	✓		
静穏(期)	□	□	セイオン(キ)	
生殖	□	□	セイショク	
切迫	□	□	セッパク	
遷延	□	□	センエン	◀難
捜索	□	□	ソウサク	
早産	□	□	ソウザン	
齟齬	□	□	ソゴ	◀難
蘇生	□	□	ソセイ	
大泉門	□	□	ダイセンモン	
遅延(分娩)	□	□	チエン(ブンベン)	
着床	□	□	チャクショウ	
覇権	□	□	ハケン	◀難
破綻	□	□	ハタン	◀難
搬送	□	□	ハンソウ	
氾濫	□	□	ハンラン	◀難
悲嘆	□	□	ヒタン	
備蓄	□	□	ビチク	
避妊	□	□	ヒニン	
復興(支援)	□	□	フッコウ(シエン)	
粉塵	□	□	フンジン	◀難
僻地	□	□	ヘキチ	◀難
便宜的	□	□	ベンギテキ	
臨界事故	□	□	リンカイジコ	
輪廻	□	□	リンネ	◀難

ちょっとヒトコト　齟齬とは食い違い、行き違いのことです。上下の歯が食い違ってちぐはぐなところからきています。

column

漢字のなりたち、豆知識！

象形文字 見たままの形から生まれました。

例

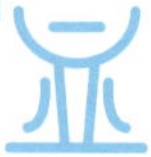

血

皿の中に、神に捧げる液体を入れた図が起源だとか。その液体とは血…。ちょっとコワイですね。

指事文字 絵では描けないコトを形に！

例

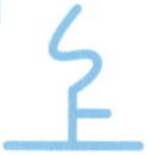

上

線が手のひらの「上にあること」を示しています。これをひっくり返すと、「下」になります。

会意文字 漢字が合体！1文字でも奥深い…

例

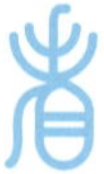

看＝手＋目

目の上に手をかざして、物事をよーく見つめる様子が起源。手と目が合体した字なんです！

形声文字 意味と音の組み合わせ。

例

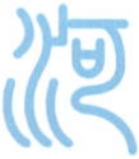

河＝可＋水（氵）

もともと「カ」と呼んでいた川を表すのに、音が同じ「可」という字をあてて、水を意味する部首をつけたのです。

ものすごく簡単に言ってしまうと、漢字は**絵解きとパーツの組み合わせ**からできてるんですね。だからこそ、読めなくてもなんとな～く意味が伝わる。

そこが漢字のスゴイところなんです！！

I
看護の基盤に関する用語

5
看護研究・倫理

看護研究や看護倫理に関する基本的な用語をまとめています。論文執筆や書類申請も大事ですが、口頭での発表や説明から逃げることはできません！

とはいえ、ちょっと読みにくそうな用語を堂々と読めると、カッコイイですよ。

- 自らの看護実践を問い直し、研鑽を積む。
- 「看護者の倫理綱領」は、看護者を対象とした行動指針であり、遵守されなければならない。
- これまでに類をみない先駆的な研究に、学会から賞が贈られた。

		✓ ✓		
	一貫性	□ □	イッカンセイ	
	引用(文献)	□ □	インヨウ(ブンケン)	
難▶	閲覧	□ □	エツラン	
	演題	□ □	エンダイ	
	開示	□ □	カイジ	例 情報開示
	格差	□ □	カクサ	
	加筆	□ □	カヒツ	
難▶	家父長(的)	□ □	カフチョウ(テキ)	
難▶	毀損	□ □	キソン	
	規範	□ □	キハン	
	究明	□ □	キュウメイ	
	言及	□ □	ゲンキュウ	
難▶	研鑽	□ □	ケンサン	
	現象学	□ □	ゲンショウガク	
	原著(論文)	□ □	ゲンチョ(ロンブン)	
難▶	綱領	□ □	コウリョウ	
	骨子	□ □	コッシ	
	索引	□ □	サクイン	
難▶	刷新	□ □	サッシン	
難▶	査読	□ □	サドク	
	自記式	□ □	ジキシキ	
難▶	示唆	□ □	シサ	
	司書	□ □	シショ	
	自責	□ □	ジセキ	
	尺度	□ □	シャクド	
	守秘(義務)	□ □	シュヒ(ギム)	

ちょっとヒトコト 「法案の要綱ホネコについては…」ん? ヨウコにホネコって誰? なーんてことにならないように。骨子とは要点のことです。

	✓	✓			
遵守	□	□	ジュンシュ	例 憲法を遵守する	◀難
抄録	□	□	ショウロク		
書籍	□	□	ショセキ		
新奇性	□	□	シンキセイ	意 目新しさ	
信頼性	□	□	シンライセイ		
精読	□	□	セイドク		
責務	□	□	セキム		
先駆的	□	□	センクテキ		◀難
先行研究	□	□	センコウケンキュウ		
総説	□	□	ソウセツ		
相対	□	□	ソウタイ		
尊厳	□	□	ソンゲン		
尊重	□	□	ソンチョウ		
代弁者	□	□	ダイベンシャ		
妥当性	□	□	ダトウセイ		
探究	□	□	タンキュウ		
短報	□	□	タンポウ		
知見	□	□	チケン		
剥奪	□	□	ハクダツ		◀難
庇護	□	□	ヒゴ		◀難
副次的	□	□	フクジテキ		
文献	□	□	ブンケン		
文脈	□	□	ブンミャク		
併記	□	□	ヘイキ		
補完	□	□	ホカン		
無作為	□	□	ムサクイ		

ちょっとヒトコト 脈は、すじみちや、流れが細く分かれる、すじになって続く様子のこと。動脈、静脈の他に、文脈、水脈、鉱脈などがあります。

		✓ ✓	
(難) ▶	擁護	□□	ヨウゴ
(難) ▶	要旨	□□	ヨウシ
	霊的	□□	レイテキ
	論考	□□	ロンコウ

この字なんの字？

現在の漢字のもとになっている文字を挙げてみました。
どれに対応しているでしょうか？

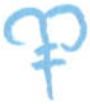 ❶ — ⓐ 鳥

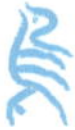 ❷ — ⓑ 亀

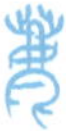 ❸ — ⓒ 羊

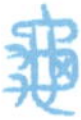 ❹ — ⓓ 犬

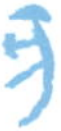 ❺ — ⓔ 鹿

こたえ。❶—ⓒ　❷—ⓐ　❸—ⓔ　❹—ⓑ　❺—ⓓ

ちょっとヒトコト 剥奪は無理矢理はぎとる、剥脱ははがれ落ちることをいいます。同じハクダツと読んでも、意味合いはずいぶん違いますね。

I

看護の基盤に関する用語

6

看護過程で用いる用語

ここでは看護過程を学ぶうえで必要とされる基本的な用語をまとめています。まずは下の文、スラスラと読めますか？

一般的に使われている用語も少なくありません。取りこぼしのないように！

- 入院前の生活リズムとの乖離を最小限にするようプランを見直す。
- 看護上の問題は顕在するものばかりとは限らない。
- 患者の状態を収集した情報をもとに査定する。

		✓	✓		
難 ▶	安寧	□	□	アンネイ	
	移行	□	□	イコウ	比 意向
難 ▶	逸脱	□	□	イツダツ	
	遺伝	□	□	イデン	
	意図	□	□	イト	
	因子	□	□	インシ	
	飲酒	□	□	インシュ	
難 ▶	概日	□	□	ガイジツ	
	解釈	□	□	カイシャク	
	介入	□	□	カイニュウ	
	回避	□	□	カイヒ	
	回復過程	□	□	カイフクカテイ	
難 ▶	乖離	□	□	カイリ	比 解離(性)
難 ▶	葛藤	□	□	カットウ	参 葛藤も可
難 ▶	緩和	□	□	カンワ	
	起因	□	□	キイン	
	記載	□	□	キサイ	
	記述	□	□	キジュツ	
難 ▶	企図	□	□	キト	
難 ▶	吸啜	□	□	キュウテツ	
	空洞化	□	□	クウドウカ	
難 ▶	顕在	□	□	ケンザイ	反 潜在
	原疾患	□	□	ゲンシッカン	
	肯定	□	□	コウテイ	反 否定
	行動変容	□	□	コウドウヘンヨウ	
	査定	□	□	サテイ	

ちょっとヒトコト 図書館は読めるのに、企図は読めない、意図さえもあぶない。でも全部読めたら図ズに乗りそう。

	✓	✓			
疾患	□	□	シッカン		
実施	□	□	ジッシ		
疾病	□	□	シッペイ		◀難
主観的	□	□	シュカンテキ	反 客観的	
熟眠感	□	□	ジュクミンカン		
取捨選択	□	□	シュシャセンタク		
主訴	□	□	シュソ		
静養	□	□	セイヨウ		
潜在	□	□	センザイ	反 顕在	
喪失	□	□	ソウシツ		
阻害	□	□	ソガイ		
代謝	□	□	タイシャ		
他覚	□	□	タカク	反 自覚	
多岐	□	□	タキ		
多義的	□	□	タギテキ		
端的	□	□	タンテキ		
治癒	□	□	チユ		
徴候	□	□	チョウコウ	例 生命徴候	◀難
転院	□	□	テンイン		
転記	□	□	テンキ		
転棟	□	□	テントウ		
逃避	□	□	トウヒ		
闘病	□	□	トウビョウ		
病歴	□	□	ビョウレキ		

ちょっとヒトコト 某有名アナウンサーも疾病をシツビョウと読み間違い、訂正していました。それくらい難しい読みです。読めたら自慢できますね！

column

砕石位？切石位？それとも截石位？

次のページから扱う体位の用語で、ちょっと厄介な語があります。それが、セッセキイとサイセキイ。

セッセキイは、膀胱などの結石切除術（lithotomy）を施行する際の体位であることから切石位（lithotomy position）と書きます。文字どおり「石を切り取る」ときの体位というワケ。一方で、同じ体位を砕石位（サイセキイ）とも呼びます。現在では結石を除去するのに体外衝撃波粉砕術（砕石術）を用いるので、これには納得！

問題なのが**截石位**。実は、サイセキイともセッセキイとも読まれているのです！そもそも**截**の字には「切る」という意味があり、切石と**截石**は同じ意味。当然読みはセッセキイです。しかし、砕石位が広く使われてきたことから、慣用的にサイセキイと読むことも多いようです。

実際使うときには、どれでもよくて、その病棟で使われているものを選ぶのがベターです。ただ、由来や字義を知っていれば、截石位を載石位と書くことはなくなるはず！

▼砕石位・切石位・截石位

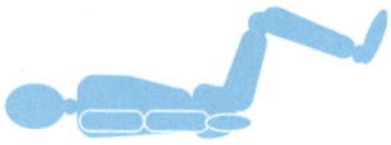

II
基礎的な看護技術の用語

1
体位

　これまで、初歩の漢字を読んできました。ここからは本格的な看護技術の内容になります。まずは基本的な体位や、身体の動きをあらわす用語をまとめました。
　実際に体位を思い浮かべながら、漢字とセットで覚えましょう。身体を動かしながら読んでもいいかも!?

- 手術後の長期臥床による弊害は大きく、早期離床がすすめられる。
- 呼吸困難のある患者が自ら起坐〔座〕位をとることはめずらしくない。
- 患者の四肢を良肢位に保つことは重要だ。

		✓ ✓		
難 ▸	椅坐〔座〕位	□ □	イザイ	
難 ▸	臥位	□ □	ガイ	
	外転	□ □	ガイテン	反 内転
難 ▸	臥床	□ □	ガショウ	
	可動域	□ □	カドウイキ	
難 ▸	起坐〔座〕位	□ □	キザイ	
難 ▸	仰臥位	□ □	ギョウガイ	
	挙上	□ □	キョジョウ	
	屈曲	□ □	クッキョク	反 伸展
	骨盤高位	□ □	コツバンコウイ	
難 ▸	砕石位	□ □	サイセキイ	
難 ▸	膝胸位	□ □	シツキョウイ	
	伸展	□ □	シンテン	反 屈曲　比 進展
難 ▸	截石位	□ □	セッセキイ	
	前屈	□ □	ゼンクツ	反 後屈
難 ▸	側臥位	□ □	ソクガイ	
難 ▸	端坐〔座〕位	□ □	タンザイ	
	長坐〔座〕位	□ □	チョウザイ	
	底屈	□ □	テイクツ	反 背屈
難 ▸	背臥位	□ □	ハイガイ	意 あおむけ
難 ▸	背屈	□ □	ハイクツ	反 底屈
	半坐〔座〕位	□ □	ハンザイ	
難 ▸	腹臥位	□ □	フクガイ	
	立位	□ □	リツイ	
	良肢位	□ □	リョウシイ	

ちょっとヒトコト 「左ではなく右側臥位ミギガワガイィ」…合ってる気もしますが、ミギソクガイまたはウソクガイが正解。臥ガ位ィの読みにも注意！

II

基礎的な看護技術の用語

2

身体部位の名称

おもに基礎看護学の授業で使われている、身体の部位についての用語をまとめています。解剖学などと連動して学習すると効果的！

漢字を見たら、読みと部位が自然と浮かぶようになると理想的です。

- 体温測定をする前に腋窩の汗を拭いておく必要がある。
- 褥瘡は仙骨部や踵部に好発する。
- 橈骨動脈は表在しており触れやすいため脈拍測定に適している。

		✓	✓		
	脚	□	□	アシ	類 脚部《キャクブ》　比 足
難▶	胃壁	□	□	イヘキ	
難▶	陰茎	□	□	インケイ	
難▶	陰唇	□	□	インシン	
	咽頭(蓋)	□	□	イントウ(ガイ)	関 喉頭(蓋)
	陰嚢	□	□	インノウ	
	陰部	□	□	インブ	
	右脚	□	□	ウキャク	反 左脚《サキャク》
	右心	□	□	ウシン	反 左心《サシン》
難▶	会陰	□	□	エイン	
難▶	腋窩	□	□	エキカ	
	横隔膜	□	□	オウカクマク	
	横紋筋	□	□	オウモンキン	
難▶	外陰(部)	□	□	ガイイン(ブ)	
	外眼筋	□	□	ガイガンキン	
	外耳孔	□	□	ガイジコウ	
	外耳道	□	□	ガイジドウ	
難▶	踵	□	□	カカト	類 踵部《ショウブ》
	下肢	□	□	カシ	参 大腿＋下腿＋足部＝下肢
難▶	下腿	□	□	カタイ	
	滑車神経	□	□	カッシャシンケイ	関 滑車
	滑膜	□	□	カツマク	
	括約筋	□	□	カツヤクキン	
	下葉	□	□	カヨウ	関 上葉、中葉
難▶	眼窩	□	□	ガンカ	
	眼球	□	□	ガンキュウ	

ちょっとヒトコト　会陰をカイインと読みたいその気持ち、よくわかります。会釈エシャク、一期一会イチゴイチエですよ！

	✓	✓			
眼瞼	□	□	ガンケン		
冠状動脈	□	□	カンジョウドウミャク		◀難
気管支	□	□	キカンシ		
亀頭	□	□	キトウ		
胸郭	□	□	キョウカク		
胸腔	□	□	キョウクウ	類 腹腔	
胸骨柄	□	□	キョウコツヘイ		◀難
胸鎖乳突筋	□	□	キョウサニュウトツキン		
胸部	□	□	キョウブ		
胸壁	□	□	キョウヘキ		
棘突起	□	□	キョクトッキ		◀難
筋骨格	□	□	キンコッカク		
脛骨	□	□	ケイコツ		◀難
頸部	□	□	ケイブ	参 頚部も可	
結膜	□	□	ケツマク		
腱	□	□	ケン		
肩甲挙筋	□	□	ケンコウキョキン		
肩甲骨	□	□	ケンコウコツ		
剣状突起	□	□	ケンジョウトッキ		
口蓋(垂)	□	□	コウガイ(スイ)		
口角	□	□	コウカク		
口渇	□	□	コウカツ		
口腔	□	□	コウクウ・コウコウ		
甲状軟骨	□	□	コウジョウナンコツ		
口唇	□	□	コウシン		
喉頭(蓋)	□	□	コウトウ(ガイ)	関 咽頭(蓋)	◀難

ちょっと ヒトコト　棘突起をシトッキ、トゲトッキと読んだあなた！　刺を思い出したのでは…？　実はこれらは兄弟のような漢字。結構いいセンいってます！

		✓	✓		
	後頭部	□	□	コウトウブ	
	肛門	□	□	コウモン	
	口輪筋	□	□	コウリンキン	
	股関節	□	□	コカンセツ	
	臍部	□	□	サイブ	
	左脚	□	□	サキャク	
	鎖骨	□	□	サコツ	
	三尖弁	□	□	サンセンベン	
難▸	歯牙	□	□	シガ	
	耳介	□	□	ジカイ	
	指間	□	□	シカン	参 趾間は足のゆびの間
	糸球体	□	□	シキュウタイ	例 糸球体腎炎
難▸	歯茎	□	□	シケイ	
	四肢	□	□	シシ	意 左右の手足
	視床下部	□	□	シショウカブ	
難▸	指尖	□	□	シセン	
難▸	膝窩	□	□	シツカ	
	膝関節	□	□	シツカンセツ	
	歯肉	□	□	シニク	
	斜角筋	□	□	シャカクキン	
	手根(骨)	□	□	シュコン(コツ)	
難▸	小陰唇	□	□	ショウインシン	関 大陰唇
	上肢	□	□	ジョウシ	参 上肢＝上腕＋前腕＋手部
難▸	踵部	□	□	ショウブ	類 踵《カカト》
難▸	睫毛	□	□	ショウモウ	意 まつげ 例 睫毛反射
	上葉	□	□	ジョウヨウ	関 中葉、下葉

ちょっとヒトコト 歯肉と歯茎は同じ意味です。ハグキのほうが一般の方にはむしろ通じやすいかもしれませんが、使い分けができるように練習、練習！

	✓	✓			
上腕三頭筋	□	□	ジョウワンサントウキン		
心尖部	□	□	シンセンブ		
腎臓	□	□	ジンゾウ		
靱帯	□	□	ジンタイ	比 人体	◀難
心房	□	□	シンボウ		
膵臓	□	□	スイゾウ		◀難
脊柱	□	□	セキチュウ	例 脊柱管狭窄症	
舌小体	□	□	ゼツショウタイ		◀難
前胸部	□	□	ゼンキョウブ		
仙骨(部)	□	□	センコツ(ブ)		
仙髄	□	□	センズイ		
前立腺	□	□	ゼンリツセン		
前腕	□	□	ゼンワン		
総胆管	□	□	ソウタンカン		
僧帽弁	□	□	ソウボウベン		
足趾	□	□	ソクシ		◀難
足底	□	□	ソクテイ		
足背	□	□	ソクハイ		
側壁	□	□	ソクヘキ		
鼠径部	□	□	ソケイブ		◀難
側胸部	□	□	ソッキョウブ		
大腿四頭筋	□	□	ダイタイシトウキン	関 大腿	
大殿筋	□	□	ダイデンキン		
大転子	□	□	ダイテンシ		◀難
大動脈弓	□	□	ダイドウミャクキュウ		
大脳皮質	□	□	ダイノウヒシツ		

ちょっとヒトコト　医学用語では前は「ゼン」ですが、後はゴではなく「コウ」と発音することが多いので、気をつけましょう。

		✓	✓		
	大脳辺縁系	□	□	ダイノウヘンエンケイ	
難 ▶	唾液(腺)	□	□	ダエキ(セン)	
難 ▶	胆嚢	□	□	タンノウ	
難 ▶	恥丘	□	□	チキュウ	
難 ▶	恥骨	□	□	チコツ	
難 ▶	膣(口)	□	□	チツ(コウ)	
	肘関節	□	□	チュウカンセツ	
	肘頭部	□	□	チュウトウブ	
	中脳水道	□	□	チュウノウスイドウ	
	中葉	□	□	チュウヨウ	関 上葉、下葉
難 ▶	腸管	□	□	チョウカン	
難 ▶	腸骨棘	□	□	チョウコツキョク	
難 ▶	腸骨稜	□	□	チョウコツリョウ	
	長掌筋	□	□	チョウショウキン	
	椎間板	□	□	ツイカンバン	
	殿部	□	□	デンブ	参 臀部も可
	頭蓋骨	□	□	トウガイコツ	参 一般にはズガイコツ
	頭蓋内	□	□	トウガイナイ	出 頭蓋内圧
	頭頸部	□	□	トウケイブ	参 頭頚部も可
	洞結節	□	□	ドウケッセツ	
	瞳孔	□	□	ドウコウ	
難 ▶	橈骨	□	□	トウコツ	関 尺骨
難 ▶	頭頂部	□	□	トウチョウブ	
	頭髪	□	□	トウハツ	
	頭皮	□	□	トウヒ	
難 ▶	洞房結節	□	□	ドウボウケッセツ	

ちょっと ヒトコト　解剖用語では頭はトウと読みます。しかし、頭痛ズツウをトウツウと読むと、疼痛と間違えてしまいそうですね。

	✓	✓		
内果	□	□	ナイカ	◀難
内眼角	□	□	ナイガンカク	
軟口蓋	□	□	ナンコウガイ	
軟膜	□	□	ナンマク	
乳頭	□	□	ニュウトウ	
乳房	□	□	ニュウボウ	
乳様突起	□	□	ニュウヨウトッキ	
尿道(口)	□	□	ニョウドウ(コウ)	
粘性	□	□	ネンセイ	
粘稠度	□	□	ネンチュウド・ネンチョウド	◀難
粘膜	□	□	ネンマク	
嚢	□	□	ノウ	◀難
脳幹	□	□	ノウカン	
喉	□	□	ノド	
排唾管	□	□	ハイダカン	◀難
肺胞	□	□	ハイホウ	
肺葉	□	□	ハイヨウ	◀難
半月板	□	□	ハンゲツバン	
鼻腔	□	□	ビクウ・ビコウ	
髭	□	□	ヒゲ	
鼻孔	□	□	ビコウ	◀難
腓骨	□	□	ヒコツ	◀難
額	□	□	ヒタイ　　田 前額部ゼンガクブ	
泌尿器	□	□	ヒニョウキ	
鼻粘膜	□	□	ビネンマク	
鼻涙管	□	□	ビルイカン	◀難

ちょっとヒトコト　【骨盤早口コトバ】上前腸骨棘、上後腸骨棘、腸骨稜を3回繰り返す！
ジョウゼンチョウコツキョク！　ジョウコウチョウコツキョク!!　チョウコツリョウ!!!

	用語	✓	✓	読み	
	分岐部	□	□	ブンキブ	
	噴門	□	□	フンモン	関 幽門
	平滑筋	□	□	ヘイカツキン	
	膨大部	□	□	ボウダイブ	
	母指	□	□	ボシ	例 母指頭大
難▶	母趾	□	□	ボシ	
	毛髪	□	□	モウハツ	
	毛包(内)	□	□	モウホウ(ナイ)	
	網膜(剥離)	□	□	モウマク(ハクリ)	
	門脈	□	□	モンミャク	
	幽門	□	□	ユウモン	関 噴門
	腰背部	□	□	ヨウハイブ	
難▶	涙腺	□	□	ルイセン	
	肋間	□	□	ロッカン	
	肋骨	□	□	ロッコツ	

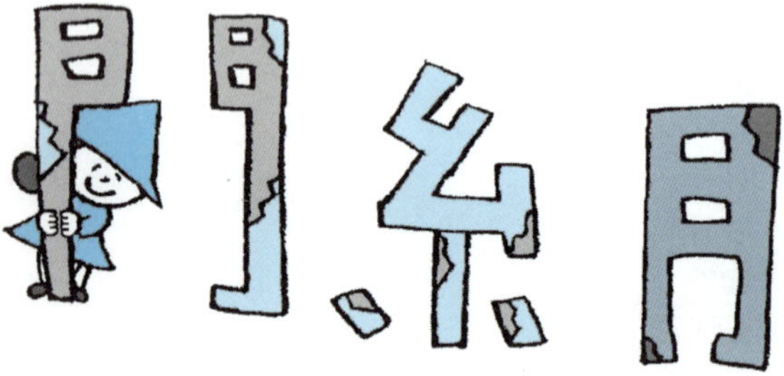

ちょっとヒトコト 親指は母の指と書いて母指ボシ。でも、子どもが言う「おかあさんゆび」は、人差し指である示指ジシのことになります。

II

基礎的な看護技術の用語

3

状態をあらわす

ここでは、患者の身体や精神の状態をあらわす際に使う用語をまとめています。難しい字も増えてきました。

意味があやふやなものは、教科書などでどんどん調べて書き込みましょう。自分で調べたことは、案外忘れにくいものです。

- この患者は肝機能が低下しており、傾眠状態である。
- 創部が熱感をおび、腫脹している。
- 急激な環境の変化に適応できず不穏になる。

	用語	✓	✓	読み	
難 ▶	壊死	□	□	エシ	
難 ▶	壊疽	□	□	エソ	
難 ▶	嘔気	□	□	オウキ・オウケ	
難 ▶	嘔吐	□	□	オウト	
難 ▶	悪寒	□	□	オカン	例 悪寒戦慄
難 ▶	悪心	□	□	オシン	例 悪心・嘔吐
難 ▶	下顎呼吸	□	□	カガクコキュウ	
	過換気	□	□	カカンキ	
	過呼吸	□	□	カコキュウ	
難 ▶	喀血	□	□	カッケツ	
	乾性	□	□	カンセイ	
	起座呼吸	□	□	キザコキュウ	
	緊満	□	□	キンマン	
難 ▶	傾眠	□	□	ケイミン	関 浅眠
難 ▶	痙攣	□	□	ケイレン	
	下血	□	□	ゲケツ	
難 ▶	昏睡	□	□	コンスイ	
	混濁	□	□	コンダク	
	混迷	□	□	コンメイ	
	腫脹	□	□	シュチョウ	
	徐脈	□	□	ジョミャク	
	心悸亢進	□	□	シンキコウシン	
難 ▶	呻吟	□	□	シンギン	
難 ▶	侵襲	□	□	シンシュウ	
	振動	□	□	シンドウ	
	清明	□	□	セイメイ	例 意識清明

ちょっとヒトコト 嘔気・嘔吐の嘔という字。読めるけど書くのはちょっと大変！
でも「區」の字を簡略化して、「区」に換えて書くことが多いようです。

	✓	✓			
蠕動運動	□	□	ゼンドウウンドウ		◀難
浅頻呼吸	□	□	センヒンコキュウ		◀難
喘鳴	□	□	ゼイメイ・ゼンメイ		◀難
蒼白	□	□	ソウハク		◀難
樽状胸	□	□	タルジョウキョウ	類 漏斗胸ロウトキョウ	
透過	□	□	トウカ		
怒張	□	□	ドチョウ		◀難
濃縮尿	□	□	ノウシュクニョウ		
膿性	□	□	ノウセイ		
微弱	□	□	ビジャク		
鼻翼呼吸	□	□	ビヨクコキュウ		
糜爛	□	□	ビラン		◀難
頻尿	□	□	ヒンニョウ		
頻脈	□	□	ヒンミャク		
不穏	□	□	フオン		
浮遊物	□	□	フユウブツ		
平衡	□	□	ヘイコウ		
閉塞	□	□	ヘイソク		
膨隆	□	□	ボウリュウ		
無気肺	□	□	ムキハイ		
流涎	□	□	リュウゼン・リュウエン		
流涙	□	□	リュウルイ		◀難

ちょっとヒトコト　流涙。涙を流している状態なんだろうけど、「ナガレナミダ」は専門用語として違う気がする…そんな時は音読みしてみましょう。

column

“色”をあらわす用語

色を表現するときには、たいてい黄色（オウショク）、褐色（カッショク）など、音読みになります。
実際には、色調と透明調の組み合わせがよく使われます。

色調は色の濃さや明るさを示し、

無色⇔淡○色⇔○色⇔濃○色

の順に濃くなります。淡黄色（タンオウショク）、濃赤色（ノウセキショク）といった具合です。

透明調はすき通りの度合いを示すもので、

透明トウメイ⇔混濁コンダク

で表現します。「黄色透明の尿」、「黄褐色で混濁のある尿」など。

微妙な色のバリエーションには、青紫色（セイシショク）、暗紫色（アンシショク）、淡黄褐色（タンオウカッショク）などがあります。

さらに、血液に由来する液の場合は、

無色透明⇔漿液性ショウエキセイ⇔淡血性タンケッセイ⇔血性

の順で、血液の色に近づいていきます。

II

基礎的な看護技術の用語

4

ものの名称

ここではおもに、日常生活援助の技術で使用される必要物品の名称をまとめています。モノは浮かぶけど名前が出てこない…そんな経験、ありませんか？

実際の物品を想像したり、絵に描いたりしながら読むと効果的です。

- 脱脂綿と異なり青梅綿は水分を吸収しない。
- 打撲した部位に氷嚢をあてた。
- 排泄物によるシーツの汚染を防ぐため防水布を使用した。

	✓	✓		
圧迫帯	□	□	アッパクタイ	
難▶青梅綿	□	□	オウメワタ	関 脱脂綿《ダッシメン》
温度板	□	□	オンドバン	
義眼	□	□	ギガン	
難▶義歯	□	□	ギシ	
義肢	□	□	ギシ	
砂嚢	□	□	サノウ	
指嚢	□	□	シノウ	
難▶水銀柱	□	□	スイギンチュウ	
装具	□	□	ソウグ	例 義肢装具
着衣	□	□	チャクイ	
膿盆	□	□	ノウボン	
万能壷	□	□	バンノウツボ	
被服	□	□	ヒフク	比 被覆、腓腹(筋)
難▶氷枕	□	□	ヒョウチン	
難▶氷嚢	□	□	ヒョウノウ	関 氷頸《ヒョウケイ》
難▶防水布	□	□	ボウスイフ	
歩行器	□	□	ホコウキ	
巻尺	□	□	マキジャク	
松葉杖	□	□	マツバヅエ	
綿球	□	□	メンキュウ	
浴槽	□	□	ヨクソウ	
難▶離被架	□	□	リヒカ	
難▶漏斗	□	□	ロウト	
難▶濾紙	□	□	ロシ	

ちょっとヒトコト　入学したばかりの時はコオリマクラ。看護の勉強を始めるといつしかヒョウチンに。専門用語と患者さんに説明する時で言葉の使い分けを！

III

観察技術の用語

フィジカルアセスメント

看護上の問題をみつけるための観察技術、フィジカルアセスメントで使われる用語をまとめています。とても重要な項目で、語数も多くなっています。でもここをクリアすれば、この本も折り返し地点。

最初の難関に挑む前に、いつものように例文です。

- ▶鼻閉のため口呼吸になる。
- ▶患者本人に既往歴と現病歴をたずねた。
- ▶肺胞音聴取の際、右下葉で捻髪音を聴取した。

		✓	✓		
難▶	遺棄	□	□	イキ	
	意思疎通	□	□	イシソツウ	
	萎縮	□	□	イシュク	
難▶	溢流性	□	□	イツリュウセイ	
	有無	□	□	ウム	
	鋭角	□	□	エイカク	反 鈍角《ドンカク》
	炎症	□	□	エンショウ	
	凹凸	□	□	オウトツ	
	加圧	□	□	カアツ	反 減圧
	回外	□	□	カイガイ	
	外界	□	□	ガイカイ	
	開眼	□	□	カイガン	反 閉眼
	概観	□	□	ガイカン	
	外呼吸	□	□	ガイコキュウ	反 内呼吸
	外傷	□	□	ガイショウ	
難▶	回旋	□	□	カイセン	比 疥癬
難▶	外旋	□	□	ガイセン	
	外皮系	□	□	ガイヒケイ	
	解剖	□	□	カイボウ	
	下縁	□	□	カエン	
	覚醒	□	□	カクセイ	比 廓清
	拡張期	□	□	カクチョウキ	
	過剰	□	□	カジョウ	
	過伸展	□	□	カシンテン	関 伸展
	下端	□	□	カタン	
	下部	□	□	カブ	

ちょっとヒトコト 凹凸をデコボコと読んでしまった！ 意味は通じますが少し残念…。へこんだほうが凹オウ、出っ張ったほうが凸トツです。

	✓ ✓			
乾燥	□□	カンソウ		
陥入爪	□□	カンニュウソウ		◀難
患肢	□□	カンシ	反 健肢　比 鉗子	
顔貌	□□	ガンボウ		◀難
陥没	□□	カンボツ		◀難
灌流	□□	カンリュウ	比 環流	◀難
既往歴	□□	キオウレキ		◀難
喫煙	□□	キツエン		
気泡(音)	□□	キホウ(オン)	関 水泡(音)	
記銘力	□□	キメイリョク		
嗅覚	□□	キュウカク		◀難
吸気	□□	キュウキ		
吸息	□□	キュウソク		
胸囲	□□	キョウイ	関 腹囲、腰囲	
駆出	□□	クシュツ		
口呼吸	□□	クチコキュウ		
屈辱感	□□	クツジョクカン		
苦悶	□□	クモン		
茎状	□□	ケイジョウ		◀難
軽打法	□□	ケイダホウ		
系統的	□□	ケイトウテキ		
頸動脈	□□	ケイドウミャク		
稽留熱	□□	ケイリュウネツ		◀難
激痛	□□	ゲキツウ		
血腫	□□	ケッシュ		
欠滞	□□	ケッタイ	参 結滞、結代も可	

ちょっとヒトコト　既往歴は読めました？　患者の出生時から現在までの健康状態や病歴のことです。現在罹患している病気の経過は、現病歴といいます。

		✓	✓		
	血流	☐	☐	ケツリュウ	
難 ▶	解熱	☐	☐	ゲネツ	
	限局	☐	☐	ゲンキョク	
	健肢	☐	☐	ケンシ	反 患肢
	減弱	☐	☐	ゲンジャク	
	倦怠感	☐	☐	ケンタイカン	
難 ▶	顕著	☐	☐	ケンチョ	
	見当識	☐	☐	ケントウシキ	
	現病歴	☐	☐	ゲンビョウレキ	
難 ▶	恒温	☐	☐	コウオン	比 高温、構音
	硬化	☐	☐	コウカ	
	恒久的	☐	☐	コウキュウテキ	
難 ▶	口臭	☐	☐	コウシュウ	
難 ▶	拘縮	☐	☐	コウシュク	
	恒常性	☐	☐	コウジョウセイ	
	亢進	☐	☐	コウシン	
難 ▶	叩打	☐	☐	コウダ	
	硬便	☐	☐	コウベン	関 軟便
難 ▶	高揚	☐	☐	コウヨウ	
難 ▶	後彎	☐	☐	コウワン	
難 ▶	誤嚥	☐	☐	ゴエン	類 誤飲
難 ▶	鼓音	☐	☐	コオン	
	呼気	☐	☐	コキ	
	誤差	☐	☐	ゴサ	
難 ▶	呼息	☐	☐	コソク	
	骨格	☐	☐	コッカク	

ちょっとヒトコト 実習中に「ミアタラシキってなんですか？」と尋ねられ「？？？」看護記録を見ると「見当識障害なし」…見当がつきません!!

用語	✓	✓	読み	
鼓動	□	□	コドウ	
錯乱	□	□	サクラン	
嗄声	□	□	サセイ	◀難
雑音	□	□	ザツオン	
残尿感	□	□	ザンニョウカン	
残便感	□	□	ザンベンカン	
嗜好品	□	□	シコウヒン	◀難
視診	□	□	シシン	
弛張熱	□	□	シチョウネツ	
失禁	□	□	シッキン	
湿潤	□	□	シツジュン	◀難
失神	□	□	シッシン	
湿性	□	□	シッセイ	
実測値	□	□	ジッソクチ	
失調	□	□	シッチョウ	
自発(呼吸)	□	□	ジハツ(コキュウ)	
灼熱感	□	□	シャクネツカン	◀難
周囲径	□	□	シュウイケイ	
臭気	□	□	シュウキ	
収縮(期)	□	□	シュウシュク(キ)	
重症	□	□	ジュウショウ	
重篤	□	□	ジュウトク	◀難
粥腫	□	□	ジュクシュ	◀難
縮瞳	□	□	シュクドウ	◀難
受容器	□	□	ジュヨウキ	
腫瘤	□	□	シュリュウ	◀難

ちょっとヒトコト　嗄声はカセイではなくサセイと読み、「かすれ声」のこと。夏をカと読みたい衝動を抑え、サーサーとかすれ声を思い浮かべましょう。

		✓	✓		
	上縁	☐	☐	ジョウエン	
	昇降	☐	☐	ショウコウ	
	焦燥感	☐	☐	ショウソウカン	
	消耗	☐	☐	ショウモウ	
	触診	☐	☐	ショクシン	
	触知	☐	☐	ショクチ	
	触覚	☐	☐	ショッカク	
	心因性	☐	☐	シンインセイ	
	心音	☐	☐	シンオン	
	浸透圧	☐	☐	シントウアツ	
	衰弱	☐	☐	スイジャク	
	随伴症状	☐	☐	ズイハンショウジョウ	
	水泡音	☐	☐	スイホウオン	関 気泡音
	水様便	☐	☐	スイヨウベン	
難▶	皺状	☐	☐	スウジョウ	
難▶	脆弱	☐	☐	ゼイジャク	
	清浄	☐	☐	セイジョウ	
	生命徴候	☐	☐	セイメイチョウコウ	関 徴候
難▶	苒延性	☐	☐	ゼンエンセイ	
難▶	前駆症状	☐	☐	ゼンクショウジョウ	
	鮮血	☐	☐	センケツ	
難▶	搔痒感	☐	☐	ソウヨウカン	参 瘙痒感も可
	促進	☐	☐	ソクシン	
難▶	側彎	☐	☐	ソクワン	
	疎水性	☐	☐	ソスイセイ	
	疎通(性)	☐	☐	ソツウ(セイ)	

ちょっとヒトコト 搔痒感は読めました？　意味はわかっても読みづらい語ですね。搔には「爪でかく」という意味があり、搔爬《ソウハ》などでも用います。

	✓	✓			
損傷	□	□	ソンショウ		
体感(温度)	□	□	タイカン(オンド)		
体循環	□	□	タイジュンカン		
代償機序	□	□	ダイショウキジョ		
濁音	□	□	ダクオン		
打診	□	□	ダシン		
多尿	□	□	タニョウ		
多弁	□	□	タベン		
断続性	□	□	ダンゾクセイ		
中核温	□	□	チュウカクオン		
中枢(神経)	□	□	チュウスウ(シンケイ)		
聴覚	□	□	チョウカク		
聴取	□	□	チョウシュ		
聴診	□	□	チョウシン		
腸蠕動(音)	□	□	チョウゼンドウ(オン)		◀難
直視	□	□	チョクシ		
著明	□	□	チョメイ	[比] 著名	
貯留	□	□	チョリュウ		
鎮静	□	□	チンセイ		
追視	□	□	ツイシ		
痛覚	□	□	ツウカク		
泥状便	□	□	デイジョウベン		◀難
伝音(性)	□	□	デンオン(セイ)		
頭囲	□	□	トウイ		
動悸	□	□	ドウキ		
透湿性	□	□	トウシツセイ		

ちょっとヒトコト 「ド口状便」…どんな性状の便かよ〜く伝わりますが、惜しい！デイ状便です。泥酔もドロヨイではなくデイスイですものね。

		✓	✓		
	読影	□	□	ドクエイ	
	読唇	□	□	ドクシン	
	徒手	□	□	トシュ	例 徒手療法
	突起部	□	□	トッキブ	
	鈍痛	□	□	ドンツウ	
	内圧	□	□	ナイアツ	
	内呼吸	□	□	ナイコキュウ	関 外呼吸
	難聴	□	□	ナンチョウ	
	軟便	□	□	ナンベン	関 硬便
	日内変動	□	□	ニチナイヘンドウ	
	尿意	□	□	ニョウイ	
	尿失禁	□	□	ニョウシッキン	
難 ▶	尿閉	□	□	ニョウヘイ	
	熱感	□	□	ネッカン	
	熱型	□	□	ネッケイ	
難 ▶	捻髪音	□	□	ネンパツオン	
難 ▶	膿尿	□	□	ノウニョウ	
	脳波	□	□	ノウハ	
	排液	□	□	ハイエキ	
	杯細胞	□	□	ハイサイボウ	
	肺循環	□	□	ハイジュンカン	
難 ▶	肺尖区	□	□	ハイセンク	
	排痰	□	□	ハイタン	
	拍動	□	□	ハクドウ	
	波状熱	□	□	ハジョウネツ	
	波長	□	□	ハチョウ	

ちょっとヒトコト　口唇の動きから言葉の内容を読みとることを、読唇術といいます。独身術…ではありません！　念のため。

	✓	✓			
発汗	☐	☐	ハッカン		
発語	☐	☐	ハツゴ		
発症	☐	☐	ハッショウ		
発声	☐	☐	ハッセイ		
波動	☐	☐	ハドウ		
反跳性	☐	☐	ハンチョウセイ		
汎用性	☐	☐	ハンヨウセイ		◀難
肥大	☐	☐	ヒダイ		◀難
微熱	☐	☐	ビネツ		
鼻閉	☐	☐	ビヘイ		◀難
病態	☐	☐	ビョウタイ		
表皮(剥離)	☐	☐	ヒョウヒ(ハクリ)		
病変	☐	☐	ビョウヘン		
頻度	☐	☐	ヒンド		
頻繁	☐	☐	ヒンパン		◀難
風貌	☐	☐	フウボウ		◀難
不感蒸泄	☐	☐	フカンジョウセツ		
腹囲	☐	☐	フクイ	関 胸囲、腰囲	
副雑音	☐	☐	フクザツオン		
腹満(感)	☐	☐	フクマン(カン)	参 腹部膨満(感)が正式	
不随意	☐	☐	フズイイ		
不眠	☐	☐	フミン		
振子運動	☐	☐	フリコウンドウ		
平熱	☐	☐	ヘイネツ		
便意	☐	☐	ベンイ		
片側性	☐	☐	ヘンソクセイ		

ちょっとヒトコト　看護師がよく使う「頻回ヒンカイ」。頻繁と同じ意味ですが、辞書にないことも…。この言葉のルーツ、実はよくわかっていません。

		✓	✓		
難 ▶	片麻痺	□	□	ヘンマヒ・カタマヒ	
	放棄	□	□	ホウキ	
難 ▶	膨張	□	□	ボウチョウ	
難 ▶	膨満(感)	□	□	ボウマン(カン)	
	飽和	□	□	ホウワ	例 酸素飽和度
難 ▶	発赤	□	□	ホッセキ	
	末梢	□	□	マッショウ	
	末端	□	□	マッタン	
	慢性	□	□	マンセイ	
	脈圧	□	□	ミャクアツ	
	脈管	□	□	ミャッカン・ミャクカン	
	脈波	□	□	ミャクハ	
	目測値	□	□	モクソクチ	
	問診	□	□	モンシン	
	腰囲	□	□	ヨウイ	例 胸囲、腹囲
	律動	□	□	リツドウ	
	立毛(筋)	□	□	リツモウ(キン)	
	隆起	□	□	リュウキ	
	臨機応変	□	□	リンキオウヘン	
	冷汗	□	□	レイカン	比 冷感
難 ▶	彎曲	□	□	ワンキョク	

ちょっとヒトコト　よく読み方をたずねられる発赤ホッセキ。字は簡単なのに…。創部や炎症部位の観察項目に「発赤・腫脹・熱感の有無」をセットで暗記！

IV

安全を守る技術の用語

1

事故予防

本書も後半になりました。ここでは、医療事故やリスクマネジメントを学ぶうえで必要とされる基本用語をまとめています。できれば遭遇したくない医療事故。とても深刻な事柄だけに、読み間違いも避けたいものです。
それでは、いつものように例文を読んでみましょう。

▶医療過誤についての特集が報道された。

▶患者によっては禁忌となっている薬剤があるので注意する。

▶ちょっとした連絡ミスが致死的な医療事故につながる場合がある。

		✓	✓		
	慰謝料	□	□	イシャリョウ	
	回路	□	□	カイロ	
	過誤	□	□	カゴ	例 医療過誤
	過失	□	□	カシツ	
難 ▶	荷重	□	□	カジュウ	
	許容量	□	□	キョヨウリョウ	
難 ▶	禁忌	□	□	キンキ	
	傾斜	□	□	ケイシャ	
	後遺症	□	□	コウイショウ	
難 ▶	拘束	□	□	コウソク	
	告訴	□	□	コクソ	
	誤認	□	□	ゴニン	例 患者誤認
	自傷	□	□	ジショウ	
	示談	□	□	ジダン	
	所在	□	□	ショザイ	例 責任の所在
	新薬	□	□	シンヤク	
	訴訟	□	□	ソショウ	
	致死的	□	□	チシテキ	
	遅滞	□	□	チタイ	
	懲戒処分	□	□	チョウカイショブン	
	転倒	□	□	テントウ	
	転落	□	□	テンラク	
	不可避	□	□	フカヒ	
	不均衡	□	□	フキンコウ	
難 ▶	罹患	□	□	リカン	
	離床	□	□	リショウ	

ちょっとヒトコト 罹患を「ラカン！」と元気よく読む学生に頭痛が…と思ったら、カゼにリカンしていました。

Ⅳ 安全を守る技術の用語

2 感染予防

ここでは、感染予防の援助を学ぶうえで必要とされる初歩的な用語をまとめています。細菌やウイルス、薬剤の名前はカタカナだらけ！で大変ですが、知っておくべき漢字もたくさんあります。

複雑な漢字も多いけど、頑張って！

- 寝たきりの入所者が多い高齢者施設では、疥癬の予防が重要である。
- 患者に触れる前と後で擦式消毒を実施して手指衛生を保つ。
- ウイルスは宿主に寄生して増殖する。

	✓ ✓		
易感染性	□ □	イカンセンセイ	類 易感染状態
鋭利	□ □	エイリ	
疫病	□ □	エキビョウ	比 疾病《シッペイ》
汚染	□ □	オセン	
難▶ 疥癬	□ □	カイセン	
隔離	□ □	カクリ	
芽胞	□ □	ガホウ	
難▶ 含浸	□ □	ガンシン	
貫通	□ □	カンツウ	
難▶ 含有(量)	□ □	ガンユウ(リョウ)	
希釈(濃度)	□ □	キシャク(ノウド)	
寄生虫	□ □	キセイチュウ	
逆行性	□ □	ギャッコウセイ	
菌血症	□ □	キンケツショウ	
抗菌	□ □	コウキン	
交差感染	□ □	コウサカンセン	類 交差試験
抗生物質	□ □	コウセイブッシツ	
酵母	□ □	コウボ	
難▶ 細菌叢	□ □	サイキンソウ	
難▶ 擦式(消毒)	□ □	サッシキ(ショウドク)	
殺滅	□ □	サツメツ	
残留	□ □	ザンリュウ	
難▶ 糸状(菌)	□ □	シジョウ(キン)	
自浄(作用)	□ □	ジジョウ(サヨウ)	
遮断	□ □	シャダン	
煮沸	□ □	シャフツ	

ちょっとヒトコト　細菌叢や神経叢の叢には「草むら、あつまる」という意味があります。多くのものが一か所に集まっている状態を示しています。

	✓	✓			
宿主	□	□	シュクシュ		◀難
手掌	□	□	シュショウ	例 手掌根	
常在菌	□	□	ジョウザイキン		
真菌	□	□	シンキン		
新興	□	□	シンコウ	例 新興感染症	
水痘	□	□	スイトウ		◀難
髄膜炎	□	□	ズイマクエン		
清潔野	□	□	セイケツヤ		
鑷子	□	□	セッシ	関 鉗子《カンシ》	◀難
潜伏期	□	□	センプクキ		
増殖	□	□	ゾウショク		
耐性(菌)	□	□	タイセイ(キン)		
伝播	□	□	デンパ		◀難
尿路感染	□	□	ニョウロカンセン		
媒介	□	□	バイカイ		
廃棄(物)	□	□	ハイキ(ブツ)		
排除	□	□	ハイジョ		
破棄	□	□	ハキ		
波及	□	□	ハキュウ		◀難
曝〔暴〕露	□	□	バクロ		
破損	□	□	ハソン		
針刺し	□	□	ハリサシ		
飛散	□	□	ヒサン		
微生物	□	□	ビセイブツ		
必至	□	□	ヒッシ	比 必死	
飛沫	□	□	ヒマツ		◀難

ちょっとヒトコト 清潔操作の演習中、学生が「節子セツコがね…」と会話。
よく聞くとどうやら鑷子のコト。なんともカワイイ読み間違い！

		✓	✓		
	病原性	□	□	ビョウゲンセイ	
	微粒子	□	□	ビリュウシ	
	風疹	□	□	フウシン	類 麻疹
	不活化	□	□	フカツカ	反 賦活化
難▶	賦活化	□	□	フカツカ	反 不活化
難▶	不顕性	□	□	フケンセイ	
	沸騰	□	□	フットウ	
難▶	噴霧	□	□	フンム	
	防疫	□	□	ボウエキ	
	防御機構	□	□	ボウギョキコウ	
	麻疹	□	□	マシン	類 風疹
難▶	蔓延	□	□	マンエン	
	滅菌	□	□	メッキン	
	免疫	□	□	メンエキ	
	融和性	□	□	ユウワセイ	
	落下菌	□	□	ラッカキン	
	流水	□	□	リュウスイ	
	緑膿菌	□	□	リョクノウキン	
難▶	濾過	□	□	ロカ	関 濾紙

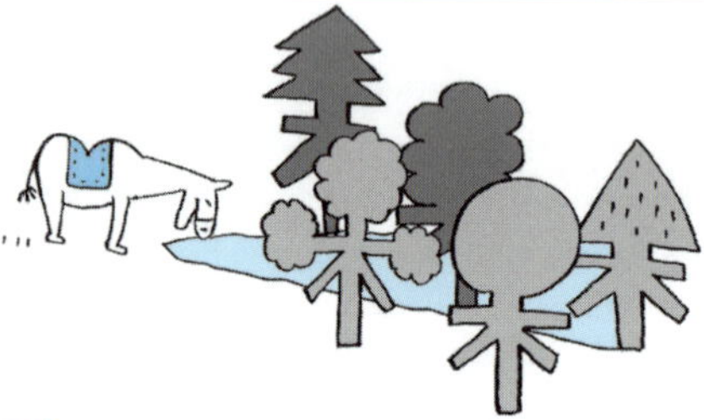

ちょっとヒトコト 「不顕性感染」って聞いたことありますか？　感染していながら臨床的に確認しうる症状を示さない感染様式のことを指します。

V 介入技術の用語

1 日常生活援助

日常生活援助の技術に関わる用語をまとめています。基礎看護学で学ぶ範囲ですが、かなりの分量があります。だけど、どれも臨床で飛び交う大事な用語ばかり…。

一気に読むか、分けて読むかはお好み次第です。では、下の例文からスタート！

- 悪寒を訴える患者に温罨法を実施した。
- 臥位で含嗽する場合は誤嚥に気をつける必要がある。
- 療養環境である病室の温度と湿度は、至適範囲を保つよう配慮する必要がある。

難	垢	□□	アカ	比 耳垢《ジコウ》
	圧覚	□□	アッカク	
難	罨法	□□	アンポウ	
	移乗	□□	イジョウ	
	医食同源	□□	イショクドウゲン	
	移送	□□	イソウ	
	依存	□□	イゾン	
	飲水	□□	インスイ	
	襟元	□□	エリモト	
難	嚥下	□□	エンゲ	
	汚水	□□	オスイ	
	汚物	□□	オブツ	
難	重湯	□□	オモユ	
	温覚	□□	オンカク	
	温床	□□	オンショウ	
難	温湯	□□	オントウ	
	温熱	□□	オンネツ	
	外気	□□	ガイキ	
	開口	□□	カイコウ	
	介助	□□	カイジョ	
	界面(活性剤)	□□	カイメン(カッセイザイ)	
	外力	□□	ガイリョク	
	角質層	□□	カクシツソウ	
	過敏	□□	カビン	
	過不足	□□	カブソク	
難	剃刀	□□	カミソリ・テイトウ	

ちょっとヒトコト　オンアホウに、レイアホウ、同じアホなら踊らにゃソン！　ソン！ってそれ罨法アンポウだから…。温罨法、冷罨法ね。

	✓	✓			
簡易	□	□	カンイ		
換気	□	□	カンキ		
含気性	□	□	ガンキセイ		
間隙	□	□	カンゲキ		◀難
間欠(的)	□	□	カンケツ(テキ)	参 間歇が正式	◀難
眼脂	□	□	ガンシ		◀難
緩徐	□	□	カンジョ		◀難
緩衝(機能)	□	□	カンショウ(キノウ)		◀難
汗腺	□	□	カンセン		◀難
含嗽	□	□	ガンソウ		◀難
患側	□	□	カンソク	反 健側	
乾皮症	□	□	カンピショウ		◀難
簡便	□	□	カンベン		
簡略	□	□	カンリャク		
環流	□	□	カンリュウ	比 灌流	
寒冷	□	□	カンレイ		
気化熱	□	□	キカネツ		
起居(動作)	□	□	キキョ(ドウサ)		◀難
起始部	□	□	キシブ		
起床	□	□	キショウ		
基底面	□	□	キテイメン		
軌道	□	□	キドウ	比 気道	
臼歯	□	□	キュウシ	例 大臼歯	◀難
吸水性	□	□	キュウスイセイ		
休息	□	□	キュウソク		
狭窄	□	□	キョウサク		◀難

ちょっとヒトコト 臼。もしかして中央がかすれた印刷ミスだと思ってない？ ウスという立派な漢字です。でも臼歯はキュウシって読んでね。

		✓	✓		
難 ▸	強靱	□	□	キョウジン	
難 ▸	矯正	□	□	キョウセイ	
	局所	□	□	キョクショ	
	虚血	□	□	キョケツ	
	虚脱	□	□	キョダツ	
	挙動	□	□	キョドウ	
難 ▸	亀裂	□	□	キレツ	
難 ▸	禁食	□	□	キンショク	
	筋線維	□	□	キンセンイ	
	禁断	□	□	キンダン	
難 ▸	空腸瘻	□	□	クウチョウロウ	
	口調	□	□	クチョウ	
	駆動輪	□	□	クドウリン	
	経管(栄養法)	□	□	ケイカン(エイヨウホウ)	
	経口	□	□	ケイコウ	
	経鼻	□	□	ケイビ	
難 ▸	下膳	□	□	ゲゼン	
	月経	□	□	ゲッケイ	
難 ▸	結髪	□	□	ケッパツ	
	堅固	□	□	ケンゴ	
	健常者	□	□	ケンジョウシャ	
	言動	□	□	ゲンドウ	
	更衣	□	□	コウイ	
	行為	□	□	コウイ	
	交感神経	□	□	コウカンシンケイ	
難 ▸	交誼	□	□	コウギ	意 親しい交わり

ちょっとヒトコト　首を示す頸という字、書くとなると面倒ですよね。
そこで、簡略化して「頚」と書くことも多いようです。

	✓	✓			
後屈	□	□	コウクツ		
後頸部	□	□	コウケイブ		
咬合	□	□	コウゴウ		◀難
交叉	□	□	コウサ		
巧緻性	□	□	コウチセイ		◀難
口内炎	□	□	コウナイエン		
後壁	□	□	コウヘキ		
午睡	□	□	ゴスイ	意 昼寝のこと	◀難
献立	□	□	コンダテ		
困惑	□	□	コンワク		
採光	□	□	サイコウ		
作業域	□	□	サギョウイキ		
柵	□	□	サク		
座高	□	□	ザコウ	参 坐高も可	
残存(機能)	□	□	ザンゾン(キノウ)		
指圧	□	□	シアツ		
肢位	□	□	シイ		
歯間	□	□	シカン	比 指間、趾間	
弛緩	□	□	シカン		◀難
歯垢	□	□	シコウ	比 垢アカ	◀難
嗜好	□	□	シコウ		◀難
耳垢	□	□	ジコウ	比 垢アカ	◀難
示指	□	□	ジシ		
止瀉薬	□	□	シシャヤク		◀難
脂線	□	□	シセン		
至適(範囲)	□	□	シテキ(ハンイ)		◀難

ちょっとヒトコト 棚タナだか柵サクだか迷ったら…「朋」物を置く段がたくさんあるから棚、「冊」手すりみたいになってるから柵ってことで。

	耳内	☐☐	ジナイ	
	死斑	☐☐	シハン	
	指腹	☐☐	シフク	
	就床	☐☐	シュウショウ	
	就寝	☐☐	シュウシン	
	重心	☐☐	ジュウシン	
	重曹(水)	☐☐	ジュウソウ(スイ)	
	手技	☐☐	シュギ	
	手指	☐☐	シュシ	
	主食	☐☐	シュショク	
	授乳	☐☐	ジュニュウ	
	手浴	☐☐	シュヨク	
難▸	潤滑(剤・油)	☐☐	ジュンカツ(ザイ・ユ)	
	循環	☐☐	ジュンカン	
	巡視	☐☐	ジュンシ	
	除圧	☐☐	ジョアツ	
難▸	止痒	☐☐	シヨウ	
	上気道	☐☐	ジョウキドウ	
	常菜	☐☐	ジョウサイ	意 おかず
	床上	☐☐	ショウジョウ	
	床頭台	☐☐	ショウトウダイ	
	上皮	☐☐	ジョウヒ	
難▸	食物残渣	☐☐	ショクモツザンサ	関 残渣
難▸	食塊	☐☐	ショッカイ	
	徐放性	☐☐	ジョホウセイ	
	自力	☐☐	ジリキ	

ちょっとヒトコト 垢。一文字だけならアカなのに、部位にくっつくとコウになってしまいます。耳垢ジコウ、鼻垢ビコウ、歯垢シコウ、恥垢チコウ…

用語	✓	✓	読み	比	
自律(神経)	□	□	ジリツ(シンケイ)	比 自立	
寝衣	□	□	シンイ		
心窩部	□	□	シンカブ		◀難
神経叢	□	□	シンケイソウ		◀難
滲出液	□	□	シンシュツエキ		
親水基	□	□	シンスイキ		
振戦	□	□	シンセン		
新陳代謝	□	□	シンチンタイシャ		
侵軟	□	□	シンナン		◀難
振幅	□	□	シンプク		◀難
水分出納	□	□	スイブンスイトウ		◀難
隙間	□	□	スキマ		◀難
裾	□	□	スソ		◀難
清拭	□	□	セイシキ		
清水	□	□	セイスイ		
静水圧	□	□	セイスイアツ		
整髪	□	□	セイハツ		
整容	□	□	セイヨウ		
施行	□	□	セコウ		
摂取	□	□	セッシュ		
摂食	□	□	セッショク	比 接触	
絶食	□	□	ゼッショク		
舌苔	□	□	ゼッタイ		◀難
舌面	□	□	ゼツメン		
穿孔	□	□	センコウ		◀難
洗口(液)	□	□	センコウ(エキ)		

ちょっとヒトコト　確かに消灯後に活躍するから消灯台ってイメージがあるんだけど、床頭台なのよ。

	✓	✓	
洗浄	□	□	センジョウ
難▶扇子折り	□	□	センスオリ
浅層(部)	□	□	センソウ(ブ)
難▶尖足	□	□	センソク
洗髪	□	□	センパツ
線毛	□	□	センモウ
難▶爽快(感)	□	□	ソウカイ(カン)
難▶爪床	□	□	ソウショウ
装着	□	□	ソウチャク
挿入	□	□	ソウニュウ
増粘剤	□	□	ゾウネンザイ
足浴	□	□	ソクヨク
難▶咀嚼	□	□	ソシャク
袖口	□	□	ソデグチ
体圧(分散)	□	□	タイアツ(ブンサン)
体位変換	□	□	タイイヘンカン
体幹	□	□	タイカン
体腔	□	□	タイクウ・タイコウ
体制	□	□	タイセイ
体動	□	□	タイドウ
体表	□	□	タイヒョウ
体毛	□	□	タイモウ
難▶蛇行	□	□	ダコウ
難▶多床室	□	□	タショウシツ
脱衣	□	□	ダツイ
脱脂(効果)	□	□	ダッシ(コウカ)

ちょっとヒトコト　したのり、したごけ…。意味としては近いセンいってるんだけど、この場合、舌苔は絶対にゼッタイと読むべし！

	✓ ✓			
脱水	□ □	ダッスイ		
担架	□ □	タンカ		◀難
弾性	□ □	ダンセイ		
断片的	□ □	ダンペンテキ		
団欒	□ □	ダンラン	例 家庭の団欒	◀難
弾力	□ □	ダンリョク		
蓄積	□ □	チクセキ		
窒息	□ □	チッソク		
着脱衣	□ □	チャクダツイ		
中途覚醒	□ □	チュウトカクセイ		
低残渣食	□ □	テイザンサショク	関 残渣	◀難
低反発	□ □	テイハンパツ		
摘便	□ □	テキベン		◀難
電解質	□ □	デンカイシツ		
伝導	□ □	デンドウ	例 刺激伝導系	
独歩	□ □	ドッポ		◀難
吐物	□ □	トブツ		
貪食	□ □	ドンショク		◀難
内腔	□ □	ナイクウ		
中表	□ □	ナカオモテ		
軟菜	□ □	ナンサイ		◀難
難治性	□ □	ナンチセイ		
入眠	□ □	ニュウミン		
熱布清拭	□ □	ネップセイシキ		◀難
膿汁	□ □	ノウジュウ		◀難
排出	□ □	ハイシュツ		

ちょっとヒトコト ①滴便、②適便、③敵便、④摘便　便をつまみ出すのはどれ？
正解は④。扌（てへん：手を使うの意味）がついてるでしょ？

		✓	✓		
	排泄	□	□	ハイセツ	
難 ▶	配膳	□	□	ハイゼン	
	把持	□	□	ハジ	
	半身浴	□	□	ハンシンヨク	
難 ▶	絆創膏	□	□	バンソウコウ	
難 ▶	微温湯	□	□	ビオントウ	
難 ▶	鼻垢	□	□	ビコウ	比 垢アカ
	皮脂	□	□	ヒシ	
	鼻汁	□	□	ビジュウ	
	皮膚	□	□	ヒフ	
	病衣	□	□	ビョウイ	
	氷片	□	□	ヒョウヘン	
	頻回	□	□	ヒンカイ	
	腹圧	□	□	フクアツ	
難 ▶	輻射	□	□	フクシャ	
	副食	□	□	フクショク	
	部分浴	□	□	ブブンヨク	
	不飽和	□	□	フホウワ	
	浮力	□	□	フリョク	
	分泌(物)	□	□	ブンピツ(ブツ)・ブンピ(ブツ)	
	米飯	□	□	ベイハン	
	併用	□	□	ヘイヨウ	
	放散	□	□	ホウサン	
	放射	□	□	ホウシャ	
	乏尿	□	□	ボウニョウ	
	放熱	□	□	ホウネツ	

ちょっとヒトコト　ドクホとかひとりあるきって言いたいけど、読みはドッポ。
独立独歩ドクリツドッポっていうでしょ？

包皮	□	□	ホウヒ	
保湿	□	□	ホシツ	
保清	□	□	ホセイ	
哺乳	□	□	ホニュウ	
摩擦	□	□	マサツ	
味覚	□	□	ミカク	
沐浴	□	□	モクヨク	◀難
誘因	□	□	ユウイン	
有棘層	□	□	ユウキョクソウ	◀難
有形物	□	□	ユウケイブツ	
融合	□	□	ユウゴウ	
遊離	□	□	ユウリ	
湯煎	□	□	ユセン	◀難
用便	□	□	ヨウベン	
抑制	□	□	ヨクセイ	
来室	□	□	ライシツ	
落屑	□	□	ラクセツ	◀難
螺旋	□	□	ラセン	◀難
離脱	□	□	リダツ	
離乳食	□	□	リニュウショク	
利尿	□	□	リニョウ	
留意	□	□	リュウイ	
涙液	□	□	ルイエキ	
冷覚	□	□	レイカク	
瘻孔	□	□	ロウコウ	◀難
労作	□	□	ロウサ	◀難

ちょっとヒトコト　こめめし、よねはん…。おこわ屋さんの名前かと思ったら、米飯ベイハンのことだったのかッ！

	✓	✓	
難 ▸ 漏出	□	□	ロウシュツ
老廃物	□	□	ロウハイブツ
露出	□	□	ロシュツ

この字なんの字？

現在の漢字のもとになっている文字を挙げてみました。
どれに対応しているでしょうか？

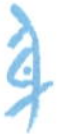 ❶　　ⓐ 見

 ❷　　ⓑ 心

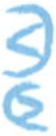 ❸　　ⓒ 耳

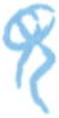 ❹　　ⓓ 身

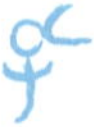 ❺　　ⓔ 孔

こたえ。❶—ⓓ　❷—ⓑ　❸—ⓒ　❹—ⓐ　❺—ⓔ

ちょっとヒトコト　おちくず、おちまゆ、らくてつ…。どれも惜しい！
落屑はラクセツなんだなぁ。

V

介入技術の用語

2

検査

ここでまとめたのは、検査を受ける患者の援助で使われる基礎的な用語です。漢字を見ると何となく意味がわかりそうな気がするけど…読みは大丈夫かな？

方法や器具の名前は正確に覚えたいもの。まずは次の例文を読んでみましょう。

- 血液と抗凝固剤を静かに攪拌する。
- 駆血帯による駆血時間は 2 分以内とする。
- レントゲン検査を受ける患者の援助を実施する際は、看護師自身が被曝しないように気をつける。

		✓ ✓		
	異物	□□	イブツ	
	陰圧	□□	インアツ	
難▶	外筒	□□	ガイトウ	
難▶	外套針	□□	ガイトウシン	
難▶	下顎挙上(法)	□□	カガクキョジョウ(ホウ)	関 挙上
難▶	喀出	□□	カクシュツ	
難▶	喀痰	□□	カクタン	
難▶	撹拌	□□	カクハン	
	観血的	□□	カンケツテキ	
難▶	鉗子	□□	カンシ	比 患肢　関 鑷子《セッシ》
	眼底	□□	ガンテイ	
難▶	冠動脈	□□	カンドウミャク	
	基線	□□	キセン	
	喫水線	□□	キッスイセン	
	吸子	□□	キュウシ	
難▶	凝血塊	□□	ギョウケツカイ	
難▶	蟯虫	□□	ギョウチュウ	
	禁飲食	□□	キンインショク	
	筋電図	□□	キンデンズ	
難▶	駆血帯	□□	クケツタイ	
難▶	経腟	□□	ケイチツ	
	経直腸	□□	ケイチョクチョウ	
	経皮的	□□	ケイヒテキ	
	血管壁	□□	ケッカンヘキ	
	血漿	□□	ケッショウ	
	血尿	□□	ケツニョウ	

ちょっとヒトコト　アマコ、カネコ、カンコ…おまけにセツコ、セッシまで…私は鉗子。カンシですってば！

用語	✓	✓	読み		
減圧	☐	☐	ゲンアツ		
肩峰	☐	☐	ケンポウ		◀難
硬結	☐	☐	コウケツ		
抗体価	☐	☐	コウタイカ		
好中球	☐	☐	コウチュウキュウ		
硬膜(外)	☐	☐	コウマク(ガイ)		
催咳	☐	☐	サイガイ		◀難
採血(針)	☐	☐	サイケツ(シン)		
採取	☐	☐	サイシュ		
三横指	☐	☐	サンオウシ		◀難
残渣	☐	☐	ザンサ		◀難
散瞳	☐	☐	サンドウ	反 縮瞳	◀難
磁気	☐	☐	ジキ		
死腔	☐	☐	シクウ		
刺入	☐	☐	シニュウ		
蛇管	☐	☐	ジャカン・ダカン		◀難
尺側	☐	☐	シャクソク		
真空採血管	☐	☐	シンクウサイケツカン		
親油基	☐	☐	シンユキ	反 親水基《シンスイキ》	
髄液	☐	☐	ズイエキ		
水封室	☐	☐	スイフウシツ		
頭蓋内圧	☐	☐	ズガイナイアツ	比 頭蓋骨《トウガイコツ》	
赤沈	☐	☐	セキチン		
潜血	☐	☐	センケツ		
穿刺	☐	☐	センシ		
造影剤	☐	☐	ゾウエイザイ		

ちょっとヒトコト　○横指って便利なのよ。指を並べた分だけの幅をあらわせるの。一横指イチオウシ、二横指ニオウシ、三横指サンオウシ…

	✓	✓	
対照液	□	□	タイショウエキ
耐糖能	□	□	タイトウノウ
蓄尿	□	□	チクニョウ
肘正中皮静脈	□	□	チュウセイチュウヒジョウミャク
筒先	□	□	ツツサキ
導尿	□	□	ドウニョウ
内視鏡	□	□	ナイシキョウ
内筒	□	□	ナイトウ
尿酸	□	□	ニョウサン
尿素	□	□	ニョウソ
発泡剤	□	□	ハッポウザイ
刃面	□	□	ハメン
針先	□	□	ハリサキ
針基	□	□	ハリモト
肘枕	□	□	ヒジマクラ
比重	□	□	ヒジュウ
皮内(注射)	□	□	ヒナイ(チュウシャ)
被曝	□	□	ヒバク
負荷	□	□	フカ　比 不可
迷走神経	□	□	メイソウシンケイ
溶血	□	□	ヨウケツ

ちょっとヒトコト　①対象液、②対照液、③対称液　薬液と比べ合うために使う液はどれ？
答えは②です。

V

介入技術の用語

3

治療

そろそろラストも近づいてきました。治療を受ける患者を援助する際の、基礎的な用語をまとめています。ここでも、実際の場面を想像しながら読むようにすると効果的です。

KAN-TAN マスターまで、あと一歩！

- 経管栄養法の治療に伴い胃瘻を造設した。
- 下腿の創部を麦穂帯で保護した。
- 氏名をフルネームで確認し、患者に薬袋を手渡した。

		✓	✓		
	胃管	□	□	イカン	
難▸	胃瘻	□	□	イロウ	
	外用薬	□	□	ガイヨウヤク	
	角膜	□	□	カクマク	
	顆粒	□	□	カリュウ	
	環行帯	□	□	カンコウタイ	
難▸	巻軸帯	□	□	カンジクタイ	
	浣腸	□	□	カンチョウ	
難▸	亀甲帯	□	□	キッコウタイ	
	経静脈栄養	□	□	ケイジョウミャクエイヨウ	
難▸	牽引	□	□	ケンイン	
	向精神薬	□	□	コウセイシンヤク	
	骨整復(術)	□	□	コツセイフク(ジュツ)	
難▸	骨端	□	□	コッタン	
	誤薬	□	□	ゴヤク	
	混注	□	□	コンチュウ	
難▸	催下浣腸	□	□	サイゲカンチョウ	
	坐剤	□	□	ザザイ	
	坐薬	□	□	ザヤク	
	三角巾	□	□	サンカクキン	比 三角筋
	三方活栓	□	□	サンポウカッセン	
難▸	痔核	□	□	ジカク	
	止血	□	□	シケツ	
	自己血	□	□	ジコケツ	
	持参薬	□	□	ジサンヤク	
	持針器	□	□	ジシンキ	

ちょっとヒトコト さくいん、ぎゅういん、うしひき…引っ張ることに違いないけれど、それは牽引ケンインです。

	✓ ✓		
市販薬	□ □	シハンヤク	
遮光	□ □	シャコウ	
遮蔽	□ □	シャヘイ	◀難
術前	□ □	ジュツゼン	
消炎	□ □	ショウエン	
錠剤	□ □	ジョウザイ	
照射	□ □	ショウシャ	
承諾	□ □	ショウダク	◀難
蒸留水	□ □	ジョウリュウスイ	
除細動	□ □	ジョサイドウ	
処方箋	□ □	ショホウセン	◀難
舌下(錠)	□ □	ゼッカ(ジョウ)	
切開	□ □	セッカイ	
切創	□ □	セッソウ	
切断(面)	□ □	セツダン(メン)	
折転帯	□ □	セツテンタイ	◀難
洗腸(法)	□ □	センチョウ(ホウ)	
挿管	□ □	ソウカン	◀難
他家血	□ □	タカケツ	
脱肛	□ □	ダッコウ	
弾性包帯	□ □	ダンセイホウタイ	
注射箋	□ □	チュウシャセン	◀難
貼付	□ □	チョウフ	◀難
重複処方	□ □	チョウフクショホウ	
貼用	□ □	チョウヨウ	◀難
腸瘻	□ □	チョウロウ	◀難

ちょっとヒトコト　私は女だから女性包帯がいいって、言われてもねぇ…。弾性包帯は男性用包帯じゃありません！

		✓	✓		
難▶	鎮咳(薬)	□	□	チンガイ(ヤク)	
	鎮痛剤	□	□	チンツウザイ	
難▶	鎮吐薬	□	□	チントヤク	類 制吐薬
難▶	剃毛	□	□	テイモウ	
	滴下	□	□	テキカ	
	点眼	□	□	テンガン	
	点耳	□	□	テンジ	
	点鼻	□	□	テンビ	
	凍結血漿	□	□	トウケツケッショウ	
難▶	透析	□	□	トウセキ	
	投薬	□	□	トウヤク	
	投与	□	□	トウヨ	
	塗布	□	□	トフ	
難▶	頓服(薬)	□	□	トンプク(ヤク)	
難▶	頓用(薬)	□	□	トンヨウ(ヤク)	
	内服	□	□	ナイフク	
	軟膏	□	□	ナンコウ	
難▶	麦穂帯	□	□	バクスイタイ	
	抜去	□	□	バッキョ	
	抜糸	□	□	バッシ	
	抜針	□	□	バッシン	
	皮下(脂肪)	□	□	ヒカ(シボウ)	
	副作用	□	□	フクサヨウ	
	腹帯	□	□	フクタイ	
	服薬	□	□	フクヤク	
	服用	□	□	フクヨウ	

ちょっとヒトコト 「凍結血漿トウケツケッショウください！」って缶入りのアルコール飲料みたい。元気になるのは同じでも、こっちは血管から入れるのだ。

用語	✓	✓	読み	備考	
布帛包帯	□	□	フハクホウタイ	参 布帛包帯も可	◀難
包交	□	□	ホウコウ		
縫合	□	□	ホウゴウ		
麻酔	□	□	マスイ		
脈絡叢	□	□	ミャクラクソウ		◀難
薬札	□	□	ヤクサツ		
薬袋	□	□	ヤクタイ		◀難
薬杯	□	□	ヤクハイ		
薬効	□	□	ヤッコウ		
輸血針	□	□	ユケツシン		
溶解(液)	□	□	ヨウカイ(エキ)		
翼状針	□	□	ヨクジョウシン		◀難
与薬	□	□	ヨヤク	比 予約	
留置	□	□	リュウチ		
流量	□	□	リュウリョウ		
冷暗所	□	□	レイアンショ		

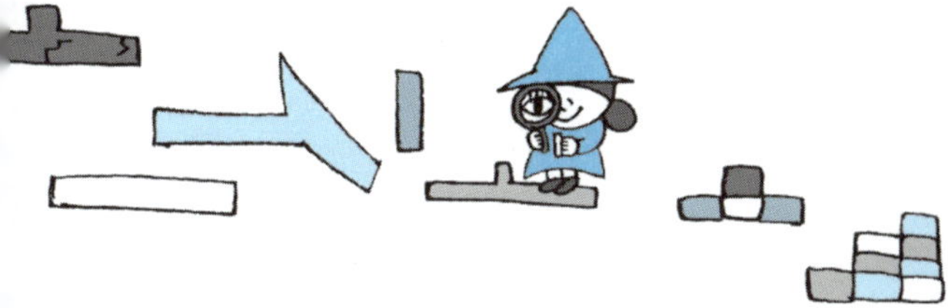

ちょっとヒトコト ヨクジョウシンってなんだかセクシーな響き。翼を背負ったような形をした注射針のことなのです。あなたの血管を逃がさないわよ！

column

“きず”をあらわす用語

医療現場において“きず”を表す漢字として**傷**・**創**・**瘡**などをよく見かけます。

傷は物理的な力によって体が損なわれた部分を示します。創傷（ソウショウ）、打撲傷（ダボクショウ）、擦過傷（サッカショウ）、刺傷（シショウ）、死傷（シショウ）のように、一般的な“きず”は、この字を使うとよいでしょう。ちなみにこの字で、心や名誉に対する“きず”を説明することもあります。

創は刃物で受けた“きず”や、体の外側からつけた“きず”をさします。手術創（シュジュツソウ）、咬創（コウソウ）、挫創（ザソウ）、挫滅創（ザメツソウ）などがあります。

瘡は皮膚の一部が腫れ上がったもの、できものなど体の内側からできた“きず”を意味します。褥瘡（ジョクソウ）が代表例ですね。

さて、傷からは肉芽（ニクガ）（習慣的にはニクゲ）組織が出現し、やがて真皮（シンピ）が表皮に覆われて治癒していきます。場合によっては傷跡である瘢痕（ハンコン）が残ったり、色がついてしまう色素沈着（シキソチンチャク）を起こすこともあります。

VI

付録

病態・症状・疾患名

付録として、基礎看護学で学ぶごく初歩的な疾患名、病態・症状をまとめています。看護学の各論をまだ学んでいない人も、ざっと目を通しておきましょう。すでに学んだ人は復習になりますね。

こうした用語は医療現場でのコミュニケーションの基礎になります。各論を学ぶ際にも「読み」を意識するとよいでしょう！

- ▶憩室炎のため絶飲絶食の治療を受けた。
- ▶梗塞は脳血管だけでなく肺動脈や冠状動脈でも起こる。
- ▶腰椎すべり症の患者の主訴のひとつに間欠的跛行がある。

		✓	✓		
	悪性新生物	□	□	アクセイシンセイブツ	
	圧挫症候群	□	□	アッザショウコウグン	
	易疲労感	□	□	イヒロウカン	
難▸	齲歯	□	□	ウシ	
難▸	咳嗽	□	□	ガイソウ	
	潰瘍	□	□	カイヨウ	
	解離(性)	□	□	カイリ(セイ)	比 乖離
	過飲	□	□	カイン	
	過食	□	□	カショク	
難▸	合併症	□	□	ガッペイショウ	
	肝硬変症	□	□	カンコウヘンショウ	
	間質性肺炎	□	□	カンシツセイハイエン	
	期外収縮	□	□	キガイシュウシュク	
	境界域	□	□	キョウカイイキ	
	狭心症	□	□	キョウシンショウ	
	拒食症	□	□	キョショクショウ	
難▸	憩室炎	□	□	ケイシツエン	
難▸	血栓	□	□	ケッセン	
	欠乏症	□	□	ケツボウショウ	反 過剰症
難▸	下痢	□	□	ゲリ	
難▸	健忘症	□	□	ケンボウショウ	
	構音障害	□	□	コウオンショウガイ	
	高脂血症	□	□	コウシケッショウ	
難▸	膠質	□	□	コウシツ	
難▸	梗塞	□	□	コウソク	例 心筋梗塞
難▸	骨粗鬆症	□	□	コツソショウショウ	

ちょっとヒトコト 白癬長し！　水虫になると治るまでに長くかかるってことよ。…「白線流し」とかけたんだけど、ちと古かった!?

	✓	✓			
歯周炎	□	□	シシュウエン		
湿疹	□	□	シッシン		
脂肪肝	□	□	シボウカン		
粥状硬化	□	□	ジュクジョウコウカ		◀難
腫瘍	□	□	シュヨウ		
症候群	□	□	ショウコウグン		
食思不振	□	□	ショクシフシン		
褥瘡	□	□	ジョクソウ		◀難
心原性	□	□	シンゲンセイ		
心肥大	□	□	シンヒダイ		
心房細動	□	□	シンボウサイドウ		
蕁麻疹	□	□	ジンマシン		◀難
膵炎	□	□	スイエン		◀難
脊髄損傷	□	□	セキズイソンショウ		
赤痢	□	□	セキリ		◀難
喘息	□	□	ゼンソク		
塞栓	□	□	ソクセン		◀難
脱臼	□	□	ダッキュウ		
胆石	□	□	タンセキ		
虫垂炎	□	□	チュウスイエン		
沈下性	□	□	チンカセイ	例 沈下性肺炎	
痛風	□	□	ツウフウ		
凍傷	□	□	トウショウ		
疼痛	□	□	トウツウ		
動脈瘤	□	□	ドウミャクリュウ	例 脳動脈瘤	◀難
吐血	□	□	トケツ		

ちょっとヒトコト 合併症をごうへいしようって読んだ社長さんがいた。こんな時代だから、「がっぺいしよう！」ってことでお願いします。

		✓	✓	
	尿毒症	□	□	ニョウドクショウ
	尿崩症	□	□	ニョウホウショウ
	認知症	□	□	ニンチショウ
	熱傷	□	□	ネッショウ
難▶	捻挫	□	□	ネンザ
	脳挫傷	□	□	ノウザショウ
	脳卒中	□	□	ノウソッチュウ
	膿瘍	□	□	ノウヨウ
難▶	徘徊	□	□	ハイカイ
	肺気腫	□	□	ハイキシュ
	敗血症	□	□	ハイケツショウ
	廃用症候群	□	□	ハイヨウショウコウグン
難▶	白癬	□	□	ハクセン
難▶	剥離	□	□	ハクリ
難▶	跛行	□	□	ハコウ
難▶	菲薄化	□	□	ヒハクカ
	腹水	□	□	フクスイ
	浮腫	□	□	フシュ
	不整脈	□	□	フセイミャク
	本態性	□	□	ホンタイセイ
	麻痺	□	□	マヒ
	無月経	□	□	ムゲッケイ
	盲腸炎	□	□	モウチョウエン
	緑内障	□	□	リョクナイショウ
	裂創	□	□	レッソウ

ちょっとヒトコト 彼女のおじいさんがハイカイするっていうから、高尚な趣味だなと思ったら、俳諧じゃなくて徘徊だった。歩き回るほうかぁ…。

INDEX

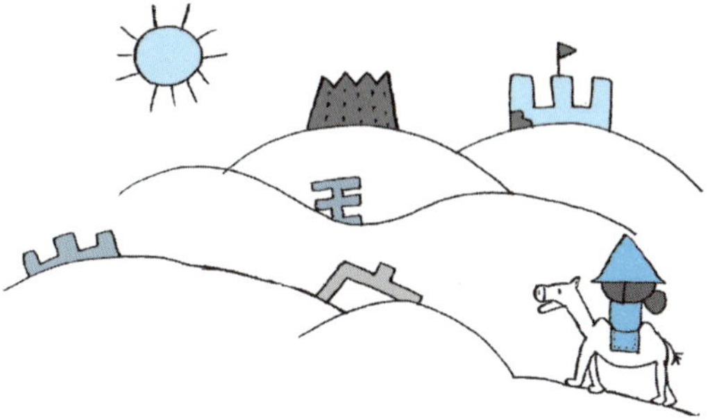

ア

ア

アカ	垢
アクセイシンセイブツ	悪性新生物
アシ	脚
アッカク	圧覚
アツザショウコウグン	圧挫症候群
アッパクタイ	圧迫帯
アンイ	安易
アンネイ	安寧
アンポウ	罨法

イ

イアツカン	威圧感
イカン	胃管
イカンセンセイ	易感染性
イキ	遺棄
イキョ	依拠
イゲンセイ	医原性
イコウ	移行
イザイ	椅坐〔座〕位
イジ	維持
イシソツウ	意思疎通
イシャリョウ	慰謝料
イシュク	萎縮
イジョウ	委譲
イジョウ	移乗
イショクドウゲン	医食同源
イソウ	移送
イゾン	依存
イチビョウソクサイ	一病息災
イッカンセイ	一貫性
イツダツ	逸脱
イツリュウセイ	溢流性
イデン	遺伝
イト	意図
イヒロウカン	易疲労感
イブツ	異物
イヘキ	胃壁
イモン	慰問
イヤス	癒す
イロウ	胃瘻
イワカン	違和感
インアツ	陰圧
インケイ	陰茎
インシ	因子
インシュ	飲酒
インシン	陰唇
インスイ	飲水
イントウ（ガイ）	咽頭（蓋）
インノウ	陰嚢
インブ	陰部
インヨウ（ブンケン）	引用（文献）

ウ

ウキャク	右脚
ウシ	齲歯
ウシン	右心
ウム	有無

エ

エイカク	鋭角
エイリ	鋭利
エイン	会陰
エキカ	腋窩
エキガク	疫学
エキビョウ	疫病
エシ	壊死
エソ	壊疽
エツラン	閲覧
エリモト	襟元
エンゲ	嚥下
エンショウ	炎症
エンダイ	演題
エンメイ	延命

オ

オウカクマク	横隔膜
オウキ	嘔気
オウケ	嘔気

カクシンテキ	革新的
カクセイ	覚醒
カクタン	喀痰
カクチョウキ	拡張期
カクトク	獲得
カクハン	撹拌
カクマク	角膜
カクリ	隔離
カゴ	過誤
カコキュウ	過呼吸
カコク	過酷
カシ	下肢
カシツ	過失
カジュウ	荷重
カジョウ	過剰
ガショウ	臥床
カショク	過食
カシンテン	過伸展
カソ(チ)	過疎(地)
カタイ	下腿
カタマヒ	片麻痺
カタン	下端
カツアイ	割愛
カッケツ	喀血
カッシャシンケイ	滑車神経
カットウ	葛藤
ガッペイショウ	合併症
カツボウ	渇望
カツマク	滑膜
カツヤクキン	括約筋
カツレイ	割礼
カドウ	稼働
カドウイキ	可動域
カヒツ	加筆
カビン	過敏

カブ	下部
カブソク	過不足
カフチョウ(テキ)	家父長(的)
ガホウ	芽胞
カミソリ	剃刀
カヤ	蚊帳
カヨウ	下葉
カリュウ	顆粒
カレイ	加齢
カロウ	過労
カンイ	簡易
ガンカ	眼窩
カンカツ	管轄
カンキ	喚起
カンキ	換気
ガンキセイ	含気性
ガンキュウ	眼球
カンゲキ	間隙
カンケツ(テキ)	間欠(的)
カンケツテキ	観血的
ガンケン	眼瞼
カンコウタイ	環行帯
カンコウヘンショウ	肝硬変症
カンシ	患肢
カンシ	鉗子
ガンシ	眼脂
カンジクタイ	巻軸帯
カンシツセイハイエン	間質性肺炎
カンジョ	緩徐
カンショウ(キノウ)	緩衝(機能)
カンジョウドウミャク	冠状動脈
ガンシン	含浸
カンセイ	乾性
カンセン	汗腺
カンソウ	乾燥

ガンソウ	含嗽		キシャク(ノウド)	希釈(濃度)
カンソク	患側		キジュツ	記述
カンチョウ	浣腸		キジョ	機序
カンツウ	貫通		キショウ	起床
ガンテイ	眼底		キセイチュウ	寄生虫
カンドウミャク	冠動脈		キセン	基線
カンニュウソウ	陥入爪		キソン	毀損
カンピショウ	乾皮症		キゾン	既存
カンビョウ	看病		キツエン	喫煙
カンベン	簡便		キヅカイ	気遣い
ガンボウ	顔貌		キッコウタイ	亀甲帯
カンボツ	陥没		キッスイセン	喫水線
カンヤク	簡約		キテイメン	基底面
ガンユウ(リョウ)	含有(量)		キト	企図
カンリャク	簡略		キトウ	亀頭
カンリュウ	灌流		キドウ	軌道
カンリュウ	環流		キトク	危篤
カンレイ	寒冷		キハン	規範
カンワ	緩和		キホウ(オン)	気泡(音)
キ キイン	起因		キメイリョク	記銘力
キオウレキ	既往歴		ギャクタイ	虐待
キガイシュウシュク	期外収縮		ギャッコウセイ	逆行性
キカネツ	気化熱		キュウ	灸
ギガン	義眼		キュウカク	嗅覚
キカンシ	気管支		キュウキ	吸気
キキョ(ドウサ)	起居(動作)		キュウシ	臼歯
キグ	危惧		キュウシ	吸子
ギコウ	技巧		キュウスイセイ	吸水性
キサイ	記載		キュウソク	吸息
キザイ	起坐〔座〕位		キュウソク	休息
キザコキュウ	起坐呼吸		キュウテツ	吸啜
ギシ	義肢		キュウメイ	救命
ギシ	義歯		キュウメイ	究明
キジク	基軸		キヨ	寄与
キシブ	起始部		キョウイ	脅威

カ

キョウイ	驚異
キョウイ	胸囲
ギョウガイ	仰臥位
キョウカイイキ	境界域
キョウカク	胸郭
キョウギ	狭義
キョウクウ	胸腔
ギョウケツカイ	凝血塊
キョウコツヘイ	胸骨柄
キョウサク	狭窄
キョウサニュウトツキン	胸鎖乳突筋
キョウジン	強靱
キョウシンショウ	狭心症
キョウセイ	共生
キョウセイ	矯正
ギョウチュウ	蟯虫
キョウドウ	協働
キョウブ	胸部
キョウヘキ	胸壁
キョギ	虚偽
キョクショ	局所
キョクトッキ	棘突起
キョケツ	虚血
キョジャク	虚弱
キョジョウ	挙上
キョショクショウ	拒食症
キョタク	居宅
キョダツ	虚脱
キョドウ	挙動
キョヨウリョウ	許容量
キレツ	亀裂
キンインショク	禁飲食
キンキ	禁忌
キンケツショウ	菌血症
キンコウ	均衡

キンコッカク	筋骨格
キンショク	禁食
キンシンシャ	近親者
キンセンイ	筋線維
キンダン	禁断
キンデンズ	筋電図
キンマン	緊満
ギンミ	吟味
ク クウチョウロウ	空腸瘻
クウドウカ	空洞化
クケツタイ	駆血帯
クシ	駆使
クシュツ	駆出
クチコキュウ	口呼吸
クチョウ	口調
クッキョク	屈曲
クツジョクカン	屈辱感
クドウリン	駆動輪
クモン	苦悶
ケ ケイイ	経緯
ケイカン(エイヨウホウ)	経管(栄養法)
ケイキ	契機
ケイコウ	経口
ケイコツ	脛骨
ケイサイ	掲載
ケイシツエン	憩室炎
ケイシャ	傾斜
ケイショウ	警鐘
ケイジョウ	茎状
ケイジョウミャクエイヨウ	経静脈栄養
ケイダホウ	軽打法
ケイチツ	経腟
ケイチョウ	傾聴
ケイチョクチョウ	経直腸
ケイトウテキ	系統的

ケイドウミャク	頸動脈	ケンコウキョキン	肩甲挙筋
ケイハツ	啓発	ケンコウコツ	肩甲骨
ケイビ	経鼻	ケンザイ	顕在
ケイヒテキ	経皮的	ケンサン	研鑽
ケイブ	頸部	ケンシ	健肢
ケイミン	傾眠	ゲンシッカン	原疾患
ケイモウ	啓蒙	ゲンジャク	減弱
ケイリュウネツ	稽留熱	ゲンショウガク	現象学
ケイレン	痙攣	ケンジョウシャ	健常者
ゲキツウ	激痛	ケンジョウトッキ	剣状突起
ゲケツ	下血	ケンタイカン	倦怠感
ゲゼン	下膳	ケンチョ	顕著
ケツエン	血縁	ゲンチョ(ロンブン)	原著(論文)
ケッカンヘキ	血管壁	ゲンドウ	言動
ゲッケイ	月経	ケントウシキ	見当識
ケッシュ	血腫	ゲンビョウレキ	現病歴
ケッショウ	血漿	ケンポウ	肩峰
ケッセン	血栓	ケンボウショウ	健忘症
ケッタイ	欠滞	ケンメイ	賢明
ケツニョウ	血尿	コウイ	更衣
ケッパツ	結髪	コウイ	行為
ケツボウショウ	欠乏症	ゴウイ	合意
ケツマク	結膜	コウイショウ	後遺症
ケツリュウ	血流	コウオン	恒温
ゲネツ	解熱	コウオンショウガイ	構音障害
ケネン	懸念	コウカ	硬化
ゲリ	下痢	コウガイ(スイ)	口蓋(垂)
ケン	腱	コウカク	口角
ゲンアツ	減圧	コウカツ	口渇
ケンイン	牽引	コウカンシンケイ	交感神経
ケンカイ	見解	コウギ	交誼
ゲンキュウ	言及	コウキュウテキ	恒久的
ゲンキョク	限局	コウキン	抗菌
ケンゲンイジョウ	権限委譲	コウクウ	口腔
ケンゴ	堅固	コウクツ	後屈

コウケイブ	後頸部
コウケツ	硬結
コウケン	貢献
コウコウ	口腔
コウゴウ	咬合
コウサ	交叉
コウザイ	功罪
コウサカンセン	交差感染
コウサク	交錯
コウシケッショウ	高脂血症
コウジゲン	高次元
コウシツ	膠質
コウシュ	甲種
コウシュウ	口臭
コウシュク	拘縮
コウジョウセイ	恒常性
コウジョウナンコツ	甲状軟骨
コウシン	後進
コウシン	口唇
コウシン	亢進
コウズイ	洪水
コウセイシンヤク	向精神薬
コウセイブッシツ	抗生物質
コウソク	拘束
コウソク	梗塞
コウダ	叩打
コウタイカ	抗体価
コウタイセイキンム	交替制勤務
コウチセイ	巧緻性
コウチュウキュウ	好中球
コウテイ	肯定
コウトウ	高騰
コウトウ(ガイ)	喉頭(蓋)
コウトウブ	後頭部
コウドウヘンヨウ	行動変容

コウナイエン	口内炎
コウネンキ	更年期
コウヘキ	後壁
コウベン	硬便
コウボ	酵母
コウマク(ガイ)	硬膜(外)
コウモン	肛門
コウヨウ	高揚
コウリョウ	綱領
コウリンキン	口輪筋
コウワン	後彎
ゴエン	誤嚥
コオン	鼓音
コカツ	枯渇
コカンセツ	股関節
コキ	呼気
コクセイチョウサ	国勢調査
コクソ	告訴
ゴサ	誤差
ゴジョ	互助
コショウ	呼称
ゴスイ	午睡
コソク	呼息
コッカク	骨格
コッシ	骨子
コツセイフク(ジュツ)	骨整復(術)
コツソショウショウ	骨粗鬆症
コッタン	骨端
コツバンコウイ	骨盤高位
コドウ	鼓動
ゴニン	誤認
ゴヤク	誤薬
コヨウ	雇用
コンキュウ	困窮
コンスイ	昏睡

サ

シサ	示唆
シサク	施策
ジサンヤク	持参薬
シシ	四肢
ジシ	示指
シシャヤク	止瀉薬
シシュウエン	歯周炎
シシュンキ	思春期
シショ	司書
ジショウ	自傷
シジョウ(キン)	糸状(菌)
ジジョウ(サヨウ)	自浄(作用)
シショウカブ	視床下部
シシン	指針
シシン	視診
ジシンキ	持針器
ジセキ	自責
シセン	指尖
シセン	脂線
ジソンシン	自尊心
ジダン	示談
シチョウネツ	弛張熱
シツカ	膝窩
シッカン	疾患
シツカンセツ	膝関節
シツキョウイ	膝胸位
シッキン	失禁
ジッシ	実施
シツジュン	湿潤
シッシン	失神
シッシン	湿疹
シッセイ	湿性
ジッセン	実践
ジッソクチ	実測値
シッチョウ	失調
シッペイ	疾病
シテキ(ハンイ)	至適(範囲)
ジナイ	耳内
シニク	歯肉
シニュウ	刺入
シノウ	指嚢
シノウ(クンレン)	視能(訓練)
ジハツ(コキュウ)	自発(呼吸)
シハン	死斑
シハンヤク	市販薬
シヒョウ	指標
シフク	指腹
シベツ	死別
シボウカン	脂肪肝
シモン(キカン)	諮問(機関)
シャカクキン	斜角筋
ジャカン	蛇管
シャクソク	尺側
シャクド	尺度
シャクネツカン	灼熱感
シャコウ	遮光
シャダン	遮断
シャフツ	煮沸
シャヘイ	遮蔽
シュウイケイ	周囲径
シュウキ	臭気
シュウギョウ	就業
シュウサンキ(イリョウ)	周産期(医療)
ジュウジ	従事
シュウシュク(キ)	収縮(期)
シュウショウ	就床
ジュウショウ	重症
シュウシン	就寝
ジュウシン	重心
ジュウソウ(スイ)	重曹(水)

ショクシフシン	食思不振
ショクシン	触診
ジョクソウ	褥瘡
ショクタク	嘱託
ショクチ	触知
ジョクフ	褥婦
ショクモツザンサ	食物残渣
ショクリョウ	食糧
ショザイ	所在
ジョサイドウ	除細動
ショセキ	書籍
ショッカイ	食塊
ショッカク	触覚
ジョホウセイ	徐放性
ショホウセン	処方箋
ジョミャク	徐脈
ジリキ	自力
ジリツ(シンケイ)	自律(神経)
ジンアイ	塵埃
シンイ	寝衣
シンインセイ	心因性
シンオン	心音
ジンカイ	塵芥
シンカブ	心窩部
シンキコウシン	心悸亢進
シンキセイ	新奇性
シンキン	真菌
シンギン	呻吟
シンクウサイケツカン	真空採血管
シンケイソウ	神経叢
シンゲンセイ	心原性
シンコウ	新興
シンシ	真摯
シンシュウ	侵襲
シンシュツエキ	滲出液

シンジョウ	信条
シンスイキ	親水基
シンセン	振戦
シンセンブ	心尖部
ジンゾウ	腎臓
ジンソク	迅速
ジンタイ	靱帯
シンチョク(ジョウキョウ)	進捗(状況)
シンチンタイシャ	新陳代謝
シンテキガイショウ	心的外傷
シンテン	伸展
シンドウ	振動
ジンドウ(シエン)	人道(支援)
シントウアツ	浸透圧
シンナン	侵軟
シンパイ(ソセイ)	心肺(蘇生)
シンヒダイ	心肥大
シンプク	振幅
シンボウ	心房
シンボウサイドウ	心房細動
ジンマシン	蕁麻疹
ジンモン	尋問
シンヤク	新薬
シンユキ	親油基
シンライセイ	信頼性

ス

スイイ	推移
ズイエキ	髄液
スイエン	膵炎
スイギンチュウ	水銀柱
スイコウ	遂行
スイジャク	衰弱
スイシン	推進
スイゾウ	膵臓
スイトウ	水痘
ズイハンショウジョウ	随伴症状

スイフウシツ	水封室	セコウ	施行
スイブンスイトウ	水分出納	セサク	施策
スイホウオン	水泡音	ゼセイ	是正
ズイマクエン	髄膜炎	セタイ	世帯
スイヨウベン	水様便	ゼッカ(ジョウ)	舌下(錠)
スウジョウ	皺状	セッカイ	切開
ズガイナイアツ	頭蓋内圧	セッシ	鑷子
スキマ	隙間	セッシュ	摂取
スソ	裾	ゼッショウタイ	舌小体
セイイクレキ	生育歴	セッショク	摂食
セイオン(キ)	静穏(期)	ゼッショク	絶食
セイギョウ	生業	セッセキイ	截石位
セイケツヤ	清潔野	セッソウ	切創
セイゴウセイ	整合性	ゼッタイ	舌苔
セイシキ	清拭	セツダン(メン)	切断(面)
ゼイジャク	脆弱	セッテンタイ	折転帯
セイジョウ	清浄	セッパク	切迫
セイショク	生殖	ゼツメン	舌面
セイスイ	清水	ゼニン	是認
セイスイアツ	静水圧	セリョウジョ	施療所
セイソク	生息	センエン	遷延
セイタイケイ	生態系	ゼンエンセイ	再延性
セイドウイツセイショウガイ	性同一性障害	ゼンキョウブ	前胸部
セイドク	精読	ゼンクショウジョウ	前駆症状
セイハツ	整髪	ゼンクツ	前屈
セイメイ	清明	センクテキ	先駆的
ゼイメイ	喘鳴	センケツ	鮮血
セイメイチョウコウ	生命徴候	センケツ	潜血
セイヨウ	静養	センコウ	穿孔
セイヨウ	整容	センコウ(エキ)	洗口(液)
セキズイソンショウ	脊髄損傷	センコウケンキュウ	先行研究
セキチュウ	脊柱	センコツ(ブ)	仙骨(部)
セキチン	赤沈	センザイ	潜在
セキム	責務	センシ	穿刺
セキリ	赤痢	センジョウ	洗浄

センズイ	仙髄
センスオリ	扇子折り
センソウ(ブ)	浅層(部)
センソク	尖足
ゼンソク	喘息
センチョウ(ホウ)	洗腸(法)
ゼンドウウンドウ	蠕動運動
センニュウカン	先入観
センパツ	洗髪
センヒンコキュウ	浅頻呼吸
センプクキ	潜伏期
ゼンメイ	喘鳴
センモウ	線毛
ゼンリツセン	前立腺
ゼンワン	前腕

ソ

ゾウエイザイ	造影剤
ソウカイ(カン)	爽快(感)
ソウカン	挿管
ソウグ	装具
ソウゴ(サヨウ)	相互(作用)
ソウサク	捜索
ソウザン	早産
ソウシツ	喪失
ソウショウ	爪床
ゾウショウ	増床
ソウジョウコウカ	相乗効果
ゾウショク	増殖
ソウセイキ	創世記
ソウセツ	総説
ソウタイ	相対
ソウタンカン	総胆管
ソウチャク	装着
ソウニュウ	挿入
ゾウネンザイ	増粘剤
ソウハク	蒼白
ソウボウベン	僧帽弁
ソウヨウカン	掻痒感
ソガイ	阻害
ソクガイ	側臥位
ソクシ	足趾
ソクシン	促進
ソクセン	塞栓
ソクテイ	足底
ソクハイ	足背
ソクヘキ	側壁
ソクヨク	足浴
ソクワン	側彎
ソケイブ	鼠径部
ソゴ	齟齬
ソシャク	咀嚼
ソショウ	訴訟
ソスイセイ	疎水性
ソセイ	蘇生
ソチ	措置
ソツウ(セイ)	疎通(性)
ソッキョウブ	側胸部
ソデグチ	袖口
ソンゲン	尊厳
ソンショウ	損傷
ソンゾク	存続
ソンチョウ	尊重

タ

タイアツ(ブンサン)	体圧(分散)
タイイヘンカン	体位変換
タイカン	体幹
タイカン(オンド)	体感(温度)
タイクウ	体腔
タイコウ	体腔
タイジ	胎児
タイシャ	代謝
タイジュンカン	体循環

チュウシャセン	注射箋
チュウスイエン	虫垂炎
チュウスウ(シンケイ)	中枢(神経)
チュウセイチュウヒジョウミャク	肘正中皮静脈
チュウトウブ	肘頭部
チュウトカクセイ	中途覚醒
チュウノウスイドウ	中脳水道
チュウヨウ	中葉
チョウカイ	懲戒
チョウカイショブン	懲戒処分
チョウカク	聴覚
チョウカン	腸管
チョウコウ	徴候
チョウコツキョク	腸骨棘
チョウコツリョウ	腸骨稜
チョウザイ	長坐〔座〕位
チョウシュ	聴取
チョウショウキン	長掌筋
チョウシン	聴診
チョウゼンドウ(オン)	腸蠕動(音)
チョウフ	貼付
チョウフクショホウ	重複処方
チョウヨウ	貼用
チョウロウ	腸瘻
チョクシ	直視
チョメイ	著明
チョリュウ	貯留
チンガイ(ヤク)	鎮咳(薬)
チンカセイ	沈下性
チンセイ	鎮静
チンツウザイ	鎮痛剤
チントヤク	鎮吐薬

ツ

ツイカンバン	椎間板
ツイシ	追視
ツウカク	痛覚
ツウショ(シセツ)	通所(施設)
ツウフウ	痛風
ツツサキ	筒先

テ

テイクツ	底屈
テイサイ	体裁
テイザンサショク	低残渣食
デイジョウベン	泥状便
テイトウ	剃刀
テイハンパツ	低反発
テイモウ	剃毛
テキカ	滴下
テキギ	適宜
デキシ	溺死
デキスイ	溺水
テキベン	摘便
テンイン	転院
デンオン(セイ)	伝音(性)
デンカイシツ	電解質
テンガン	点眼
テンキ	転記
テンジ	点耳
テントウ	転棟
テントウ	転倒
デンドウ	伝導
デンパ	伝播
テンビ	点鼻
デンブ	殿部
テンラク	転落

ト

トウイ	頭囲
トウカ	透過
トウガイコツ	頭蓋骨
トウガイナイ	頭蓋内
ドウキ	動悸
トウケイブ	頭頸部
トウケツケッショウ	凍結血漿

ネンセイ	粘性
ネンチュウド	粘稠度
ネンチョウド	粘稠度
ネンパツオン	捻髪音
ネンマク	粘膜

ノ

ノウ	嚢
ノウカン	脳幹
ノウザショウ	脳挫傷
ノウジュウ	膿汁
ノウシュクニョウ	濃縮尿
ノウセイ	膿性
ノウソッチュウ	脳卒中
ノウニョウ	膿尿
ノウハ	脳波
ノウボン	膿盆
ノウヨウ	膿瘍
ノド	喉

ハ

ハイエキ	排液
ハイカイ	徘徊
ハイガイ	背臥位
バイカイ	媒介
ハイキ(ブツ)	廃棄(物)
ハイキシュ	肺気腫
ハイグウシャ	配偶者
ハイクツ	背屈
ハイケツショウ	敗血症
ハイサイボウ	杯細胞
ハイシュツ	排出
ハイジュンカン	肺循環
ハイジョ	排除
ハイセツ	排泄
ハイゼン	配膳
ハイセンク	肺尖区
ハイダカン	排唾管
ハイタン	排痰
ハイホウ	肺胞
ハイヨウ	肺葉
ハイヨウショウコウグン	廃用症候群
ハキ	破棄
ハキュウ	波及
バクスイタイ	麦穂帯
ハクセン	白癬
ハクダツ	剥奪
ハクドウ	拍動
ハクリ	剥離
バクロ	曝〔暴〕露
ハケン	覇権
ハコウ	跛行
ハジ	把持
ハジョウネツ	波状熱
ハソン	破損
ハタン	破綻
ハチョウ	波長
ハッカン	発汗
バッキョ	抜去
ハツゴ	発語
バッシ	抜糸
ハッショウ	発症
バッシン	抜針
ハッセイ	発声
ハツビョウ	発病
ハッポウザイ	発泡剤
バッポンテキ	抜本的
ハドウ	波動
ハメン	刃面
ハリ	鍼
ハリサキ	針先
ハリサシ	針刺し
ハリモト	針基
ハンゲツバン	半月板

ハンザイ	半坐〔座〕位	ヒッパク	逼迫
ハンザツ	煩雑	ヒナイ(チュウシャ)	皮内(注射)
ハンショク	繁殖	ヒニョウキ	泌尿器
ハンシンヨク	半身浴	ヒニン	避妊
ハンソウ	搬送	ビネツ	微熱
バンソウコウ	絆創膏	ビネンマク	鼻粘膜
ハンチュウ	範疇	ヒバク	被曝
ハンチョウセイ	反跳性	ヒハクカ	菲薄化
バンノウツボ	万能壺	ヒフ	皮膚
ハンヨウセイ	汎用性	ヒフク	被服
ハンラン	氾濫	ヒヘイ	疲弊
ヒ ビオントウ	微温湯	ヒヘイ	鼻閉
ヒカ(シボウ)	皮下(脂肪)	ヒマツ	飛沫
ビクウ	鼻腔	ビョウイ	病衣
ヒゲ	髭	ビョウゲンセイ	病原性
ヒゴ	庇護	ビョウショウ	病床
ビコウ	鼻腔	ビョウタイ	病態
ビコウ	鼻孔	ヒョウチン	氷枕
ビコウ	鼻垢	ヒョウノウ	氷囊
ヒコツ	腓骨	ヒョウヒ(ハクリ)	表皮(剥離)
ヒサイシャ	被災者	ヒョウヘン	氷片
ヒサン	飛散	ビョウヘン	病変
ヒシ	皮脂	ヒョウリイッタイ	表裏一体
ヒジマクラ	肘枕	ビョウレキ	病歴
ビジャク	微弱	ビヨクコキュウ	鼻翼呼吸
ヒジュウ	比重	ビラン	糜爛
ビジュウ	鼻汁	ビリュウシ	微粒子
ヒジュン	批准	ビルイカン	鼻涙管
ビセイブツ	微生物	ヒンカイ	頻回
ヒタイ	額	ヒンコン	貧困
ヒダイ	肥大	ヒンド	頻度
ヒタン	悲嘆	ヒンニョウ	頻尿
ビチク	備蓄	ヒンパン	頻繁
ヒッシ	必至	ヒンミャク	頻脈
ヒッス	必須	フ フウシン	風疹

ハ

フウボウ	風貌
フオン	不穏
フカ	負荷
フカツカ	不活化
フカツカ	賦活化
フカヒ	不可避
フカンジョウセツ	不感蒸泄
フキュウ	普及
フキンコウ	不均衡
フクアツ	腹圧
フクイ	腹囲
フクガイ	腹臥位
フクザツオン	副雑音
フクサヨウ	副作用
フクジテキ	副次的
フクシャ	輻射
フクショク	副食
フクスイ	腹水
フクタイ	腹帯
フクマン(カン)	腹満(感)
フクヤク	服薬
フクヨウ	服用
フケンセイ	不顕性
フシュ	浮腫
フジョ	扶助
フショウジ	不祥事
フズイイ	不随意
フセイミャク	不整脈
フッコウ(シエン)	復興(支援)
フットウ	沸騰
フトウコウ	不登校
フニン	不妊
フハクホウタイ	布帛包帯
ブブンヨク	部分浴
フヘンテキ	普遍的
フホウワ	不飽和
フミン	不眠
フユウブツ	浮遊物
フリコウンドウ	振子運動
フリョ(ノジコ)	不慮(の事故)
フリョク	浮力
ブンキブ	分岐部
ブンケン	文献
フンジン	粉塵
ブンピ(ブツ)	分泌(物)
ブンピツ(ブツ)	分泌(物)
ブンミャク	文脈
フンム	噴霧
フンモン	噴門
ヘ ヘイガイ	弊害
ヘイカツキン	平滑筋
ヘイキ	併記
ヘイコウ	平衡
ヘイソク	閉塞
ヘイネツ	平熱
ベイハン	米飯
ヘイヨウ	併用
ヘキチ	僻地
ベンイ	便意
ベンギテキ	便宜的
ヘンケン	偏見
ヘンセン	変遷
ヘンソクセイ	片側性
ヘンチョウ	偏重
ヘンマヒ	片麻痺
ホ ボウエキ	防疫
ホウカツテキ	包括的
ホウガン	包含
ホウキ	放棄
ボウギョキコウ	防御機構

ユウキョクソウ	有棘層
ユウケイブツ	有形物
ユウゴウ	融合
ユウショウシンリョウジョ	有床診療所
ユウソシャ	有訴者
ユウモン	幽門
ユウリ	遊離
ユウワセイ	融和性
ユケツシン	輸血針
ユセン	湯煎
ヨ ヨウイ	容易
ヨウイ	腰囲
ヨウイク	養育
ヨウカイ(エキ)	溶解(液)
ヨウケツ	溶血
ヨウゴ	擁護
ヨウシ	要旨
ヨウジョウ	養生
ヨウハイブ	腰背部
ヨウベン	用便
ヨカ	余暇
ヨギ	余儀
ヨクジョウシン	翼状針
ヨクセイ	抑制
ヨクソウ	浴槽
ヨチ	余地
ヨメイ	余命
ヨヤク	与薬
ラ ライシツ	来室
ラクセツ	落屑
ラセン	螺旋
ラッカキン	落下菌
ランヨウ	濫用
リ リカン	罹患
リショウ	離床
リショク	離職
リダツ	離脱
リツイ	立位
リツドウ	律動
リツモウ(キン)	立毛(筋)
リニュウショク	離乳食
リニョウ	利尿
リネン	理念
リヒカ	離被架
リュウイ	留意
リュウエン	流涎
リュウキ	隆起
リュウスイ	流水
リュウゼン	流涎
リュウチ	留置
リュウリョウ	流量
リュウルイ	流涙
リョウシイ	良肢位
リョウヨウ	療養
リョクナイショウ	緑内障
リョクノウキン	緑膿菌
リンカイジコ	臨界事故
リンキオウヘン	臨機応変
リンジュウ	臨終
リンショウ	臨床
リンネ	輪廻
ル ルイエキ	涙液
ルイセン	涙腺
レ レイアンシツ	霊安室
レイアンショ	冷暗所
レイカク	冷覚
レイカン	冷汗
レイサイ	零細
レイテキ	霊的
レッソウ	裂創

これが読めれば怖くない！

超難読25

噯気	□ アイキ・オクビ・ゲップ	
欠伸	□ ケッシン・アクビ	比 欠神《ケッシン》
痣・黶	□ アザ	
汗疹	□ アセモ	
鼾	□ イビキ	類 鼾声《カンセイ》
疣	□ イボ	類 疣贅《ユウゼイ》
瘡蓋・痂	□ カサブタ	
癌	□ ガン	
嚔	□ クシャミ	
怪我	□ ケガ	
眩暈	□ ゲンウン・メマイ	参 目眩《メマイ》
臍	□ サイ・ヘソ	
吃逆	□ キツギャク・シャックリ	
睫毛	□ ショウモウ・マツゲ	参 睫《マツゲ》
皺・皴	□ シワ	
喃語	□ ナンゴ	
膿	□ ノウ・ウミ	
黴菌	□ バイキン	
膝	□ ヒザ	
肘・肱・臂	□ ヒジ	
雲脂・頭垢	□ フケ	
胼胝	□ ベンチ・タコ	参 胝《タコ》
黒子・黶	□ ホクロ	
涎	□ ヨダレ	
瘤	□ リュウ・コブ	

本書オリジナル!

ゆる部首で難読字を解決

ここでは、青い難の用語に含まれる難読漢字をピックアップ!
漢字のもつカタチに注目し、通常の部首よりゆる〜い基準で、
独自に分解→分類しました。名付けて、「ゆる部首」です。
難読漢字は太字で強調し、似たようなカタチをもった漢字は
できるだけまとめるようにして並べてみました。
難解な漢字読みは「ピン!ときたカタチ」で探してみましょう!

ゆる部首一覧

- イ彳ヒエヨカリネ……カタカナ系
- 罒五七十千……数字系
- 目自且齒牙足心耳手人口……人体系
- 頁言方冋隹犭……複雑系
- 馬貝虫……生き物系
- 門臼⺮田糸米衣……身近なもの系
- 月火木禾金土日……曜日系
- 小忄大長……大きさ系
- 厂广疒尸户辶冖宀扌氵冫彡虍巾艹廾……シンプル系

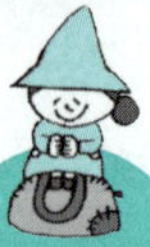

シンプル系

广

庇護 ヒゴ
塵埃 ジンアイ
塵芥 ジンカイ
粉塵 フンジン
糜爛 ビラン

疒

壊疽 エソ
止痒 シヨウ
掻痒感 ソウヨウカン
下痢 ゲリ
赤痢 セキリ
痔核 ジカク
水痘 スイトウ
赤痢 セキリ
痙攣 ケイレン
片麻痺 ヘンマヒ・カタマヒ
褥瘡 ジョクソウ
子癇 シカン
腫瘤 シュリュウ
動脈瘤 ドウミャクリュウ
瘻孔 ロウコウ
胃瘻 イロウ
腸瘻 チョウロウ
空腸瘻 クウチョウロウ
疥癬 カイセン
白癬 ハクセン

虍

虐待 ギャクタイ
不慮 フリョ

尸

扇子折り センスオリ
落屑 ラクセツ

辶

迅速 ジンソク
逸脱 イツダツ
逼迫 ヒッパク
遂行 スイコウ
遮蔽 シャヘイ
遵守 ジュンシュ
遷延 センエン
邁進 マイシン
輪廻 リンネ
下腿 カタイ

冖

冠(状)動脈
カン(ジョウ)ドウミャク

塞栓 ソクセン

梗塞 コウソク

穿孔 センコウ

狭窄 キョウサク

安寧 アンネイ

困窮 コンキュウ

喀出 カクシュツ

喀血 カッケツ

喀痰 カクタン

破綻 ハタン

膣(口) チツ(コウ)

経膣 ケイチツ

擦式(消毒)
サッシキ(ショウドク)

止瀉薬 シシャヤク

掌握 ショウアク

牽引 ケンイン

絆創膏 バンソウコウ

嚢 ノウ

胆嚢 タンノウ

氷枕 ヒョウチン

攪拌 カクハン

扌

扶助 フジョ

批准 ヒジュン

拘束 コウソク

拘縮 コウシュク

攪拌 カクハン

捻挫 ネンザ

捻髪音 ネンパツオン

進捗(状況)
シンチョク(ジョウキョウ)

措置 ソチ

挿管 ソウカン

高揚 コウヨウ

摘便 テキベン

伝播 デンパ

擁護 ヨウゴ

擦式(消毒)
サッシキ(ショウドク)

掻痒感 ソウヨウカン

批准　ヒジュン
氾濫　ハンラン
汎用性　ハンヨウセイ
沐浴　モクヨク
飛沫　ヒマツ
残渣　ザンサ
食物残渣　ショクモツザンサ
低残渣食　テイザンサショク
溢流性　イツリュウセイ
潤滑(剤・油)　ジュンカツ(ザイ・ユ)
溺死　デキシ
溺水　デキスイ
漏出　ロウシュツ
漏斗　ロウト
濫用　ランヨウ
氾濫　ハンラン
灌流　カンリュウ
濾紙　ロシ
濾過　ロカ
止瀉薬　シシャヤク
膨張　ボウチョウ
膨満(感)　ボウマン(カン)
膠質　コウシツ
捻髪音　ネンパツオン
骨粗鬆症　コツソショウショウ

頓服(薬)　トンプク(ヤク)
頓用(薬)　トンヨウ(ヤク)
皺状　スウジョウ

蚊帳　カヤ
棘突起　キョクトッキ
有棘層　ユウキョクソウ
腸骨棘　チョウコツキョク
布帛包帯　フハクホウタイ

艹

塵芥	ジンカイ
舌苔	ゼッタイ
菲薄化	ヒハクカ
苒延性	ゼンエンセイ
茎状	ケイジョウ
歯茎	シケイ
陰茎	インケイ
葛藤	カットウ
蒼白	ソウハク
遮蔽	シャヘイ
蔓延	マンエン
蕁麻疹	ジンマシン
匿名	トクメイ
承諾	ショウダク
膵炎	スイエン
膵臓	スイゾウ
邁進	マイシン
灌流	カンリュウ

弊害	ヘイガイ
疲弊	ヒヘイ

廾

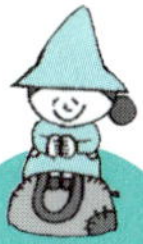

大きさ系

⺌

尖足	センソク
指尖	シセン
肺尖区	ハイセンク
隙間	スキマ
間隙	カンゲキ

忄

恒温	コウオン
危惧	キグ
罹患	リカン

大

尖足　センソク
指尖　シセン
肺尖区　ハイセンク
爽快(感)　ソウカイ(カン)
外套針　ガイトウシン
剥奪　ハクダツ
罨法　アンポウ
椅坐〔座〕位　イザイ

長

外套針　ガイトウシン
捻髪音　ネンパツオン
骨粗鬆症　コツソショウショウ
蚊帳　カヤ

月

脆弱　ゼイジャク
脛骨　ケイコツ
腓骨　ヒコツ
腋窩　エキカ
膵炎　スイエン
膵臓　スイゾウ
膨張　ボウチョウ
膨満(感)　ボウマン(カン)
下腿　カタイ
膝窩　シツカ
膝胸位　シツキョウイ
膣(口)　チツ(コウ)
経膣　ケイチツ
配膳　ハイゼン
下膳　ゲゼン
膠質　コウシツ
膿尿　ノウニョウ
膿汁　ノウジュウ
覇権　ハケン
子癇　シカン
絆創膏　バンソウコウ
潤滑　ジュンカツ
落屑　ラクセツ
侵襲　シンシュウ
湯煎　ユセン

火

灼熱感　シャクネツカン
煩雑　ハンザツ
糜爛　ビラン

木

氷枕　ヒョウチン
胸骨柄　キョウコツヘイ
血栓　ケッセン
塞栓　ソクセン
梗塞　コウソク
椅坐〔座〕位　イザイ
概況（報告）　ガイキョウ（ホウコク）
概日　ガイジツ
橈骨　トウコツ
沐浴　モクヨク
担架　タンカ
離被架　リヒカ
残渣　ザンサ
低残渣食　テイザンサショク
食物残渣　ショクモツザンサ
膝窩　シツカ
膝胸位　シツキョウイ
骨粗鬆症　コツソショウショウ
団欒　ダンラン
飛沫　ヒマツ
棘突起　キョクトッキ
有棘層　ユウキョクソウ
腸骨棘　チョウコツキョク
咳嗽　ガイソウ
含嗽　ガンソウ
遺棄　イキ

禾

腸骨稜　チョウコツリョウ
粘稠度　ネンチュウド・ネンチョウド
稽留熱　ケイリュウネツ
下痢　ゲリ
赤痢　セキリ

金

鍼　ハリ
鉗子　カンシ
鑷子　セッシ
鎮咳(薬)　チンガイ(ヤク)
研鑽　ケンサン
警鐘　ケイショウ

土

垢　アカ
歯垢　シコウ
耳垢　ジコウ
鼻垢　ビコウ
塵埃　ジンアイ
食塊　ショッカイ
団塊世代　ダンカイセダイ
壊死　エシ
壊疽　エソ
捻挫　ネンザ
茎状　ケイジョウ
歯茎　シケイ
陰茎　インケイ

塞栓　ソクセン
梗塞　コウソク
塵埃　ジンアイ
塵芥　ジンカイ
粉塵　フンジン
橈骨　トウコツ
蟯虫　ギョウチュウ
毀損　キソン
鼓音　コオン
粘稠度　ネンチュウド・ネンチョウド
腸骨稜　チョウコツリョウ
截石位　セッセキイ
腟(口)　チツ(コウ)
経腟　ケイチツ
膨張　ボウチョウ
膨満(感)　ボウマン(カン)
巧緻性　コウチセイ
範疇　ハンチュウ

要旨　ヨウシ
昏睡　コンスイ
代替(医療)　ダイタイ(イリョウ)
暫定的　ザンテイテキ
陥没　カンボツ
陥入爪　カンニュウソウ
隙間　スキマ
間隙　カンゲキ

門

蔓延　マンエン
閲覧　エツラン
潤滑　ジュンカツ
湿潤　シツジュン
糜爛　ビラン

日

⺮

危篤　キトク
重篤　ジュウトク
処方箋　ショホウセン
注射箋　チュウシャセン

臼

臼歯　キュウシ
毀損　キソン
鼠径部　ソケイブ
止瀉薬　シシャヤク

田

呻吟　シンギン
輻射　フクシャ
逼迫　ヒッパク
邁進　マイシン
螺旋　ラセン

糸

破綻	ハタン
綱領	コウリョウ
緩和	カンワ
緩徐	カンジョ
緩衝(機能)	カンショウ(キノウ)
弛緩	シカン
巧緻性	コウチセイ
螺旋	ラセン
頻繁	ヒンパン
彎曲	ワンキョク
側彎	ソクワン
後彎	コウワン
痙攣	ケイレン

米

粥腫	ジュクシュ
粥状硬化	ジュクジョウコウカ
糜爛	ビラン

衣

嚢	ノウ
胆嚢	タンノウ
侵襲	シンシュウ

馬

危篤	キトク
重篤	ジュウトク

虫

蚊帳	カヤ
蛇管	ダカン・ジャカン
螺旋	ラセン
蟯虫	ギョウチュウ
蠕動運動	ゼンドウウンドウ
腸蠕動(音)	チョウゼンドウ(オン)
掻痒感	ソウヨウカン

貝

貼付	チョウフ
貼用	チョウヨウ
貪食	ドンショク
研鑽	ケンサン

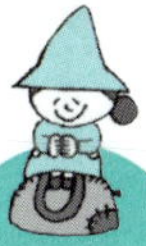

複雑系

頁

煩雑 ハンザツ
頓服(薬) トンプク(ヤク)
頓用(薬) トンヨウ(ヤク)
頻繁 ヒンパン
顕在 ケンザイ
顕著 ケンチョ
不顕性 フケンセイ
下顎呼吸 カガクコキュウ
下顎挙上(法) カガクキョジョウ(ホウ)

言

承諾 ショウダク
諮問(機関) シモン (キカン)
交誼 コウギ
団欒 ダンラン
彎曲 ワンキョク
側彎 ソクワン
後彎 コウワン
痙攣 ケイレン

冋

眼窩 ガンカ
腋窩 エキカ
膝窩 シツカ
心窩部 シンカブ
矯正 キョウセイ

方

回旋 カイセン
外旋 ガイセン
螺旋 ラセン

隹

批准 ヒジュン
催咳 サイガイ
催下浣腸 サイゲカンチョウ
截石位 セッセキイ
罹患 リカン
剥奪 ハクダツ
擁護 ヨウゴ
灌流 カンリュウ

犭

狭窄 キョウサク
風貌 フウボウ
顔貌 ガンボウ

午睡 ゴスイ
昏睡 コンスイ
睫毛 ショウモウ
散瞳 サンドウ
貼付 チョウフ
貼用 チョウヨウ
賦活化 フカツカ
危惧 キグ
貪食 ドンショク
研鑽 ケンサン
攪拌 カクハン

自

憩室炎 ケイシツエン
嗄声 サセイ

目

嗅覚 キュウカク
残渣 ザンサ
食物残渣 ショクモツザンサ
低残渣食 テイザンサショク

且

咀嚼 ソシャク
壊疽 エソ
齟齬 ソゴ
交誼 コウギ

齒

齟齬 ソゴ
齲歯 ウシ

牙

歯牙　シガ
穿孔　センコウ
既存　キゾン
既往歴　キオウレキ
概況（報告）　ガイキョウ（ホウコク）
概日　ガイジツ

足

足趾　ソクシ
母趾　ボシ
跛行　ハコウ
踵　カカト
踵部　ショウブ

耳

招聘　ショウヘイ
鑷子　セッシ
神経叢　シンケイソウ
細菌叢　サイキンソウ
脈絡叢　ミャクラクソウ

手

掌握　ショウアク
真摯　シンシ
痙攣　ケイレン

心

禁忌　キンキ
捻挫　ネンザ
捻髪音　ネンパツオン
安寧　アンネイ
慰問　イモン
憩室炎　ケイシツエン
濾紙　ロシ
濾過　ロカ

人

臥位　ガイ
臥床　ガショウ
背臥位　ハイガイ
腹臥位　フクガイ
側臥位　ソクガイ
仰臥位　ギョウガイ
捻挫　ネンザ

口

呻吟　シンギン
咀嚼　ソシャク
咬合　コウゴウ
咳嗽　ガイソウ
催咳　サイガイ
鎮咳(薬)　チンガイ(ヤク)
吟味　ギンミ
唾液(腺)　ダエキ(セン)
排唾管　ハイダカン
喉頭(蓋)　コウトウ(ガイ)
示唆　シサ
喀出　カクシュツ
喀血　カッケツ
喀痰　カクタン
喘鳴　ゼンメイ·ゼイメ
嗅覚　キュウカク
嗄声　サセイ
嗜好(品)　シコウ(ヒン)
嘔気　オウキ·オウケ
嘔吐　オウト
含嗽　ガンソウ
吸啜　キュウテツ
嘱託　ショクタク
誤嚥　ゴエン
嚥下　エンゲ

七

不虞　フリョ
虐待　ギャクタイ
濾紙　ロシ
濾過　ロカ

四

罹患　リカン
蔓延　マンエン
安寧　アンネイ
咀嚼　ソシャク

五

齟齬　ソゴ

十

砕石位　サイセキイ
迅速　ジンソク

千

乖離　カイリ

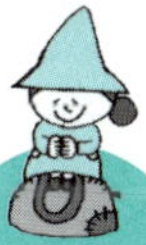

カタカナ系

イ

仰臥位　ギョウガイ
依拠　イキョ
合併症　ガッペイショウ
僻地　ヘキチ
催咳　サイガイ
催下浣腸　サイゲカンチョウ
喉頭(蓋)　コウトウ(ガイ)

彳

徘徊　ハイカイ
徴候　チョウコウ

エ

巧緻性　コウチセイ
技巧　ギコウ
脛骨　ケイコツ

ヨ

虐待　ギャクタイ
尋問　ジンモン
蕁麻疹　ジンマシン

リ

剃刀　テイトウ
剃毛　テイモウ
剥奪　ハクダツ
剥離　ハクリ
下痢　ゲリ
赤痢　セキリ

ヒ

要旨　ヨウシ
庇護　ヒゴ
批准　ヒジュン
蛇管　ダカン・ジャカン
乖離　カイリ
稽留熱　ケイリュウネツ
塵埃　ジンアイ
塵芥　ジンカイ
粉塵　フンジン
嗜好(品)　シコウ(ヒン)
嚥下　エンゲ
誤嚥　ゴエン

カ

担架　タンカ
離被架　リヒカ
強靱　キョウジン
靱帯　ジンタイ

ネ

褥瘡　ジョクソウ